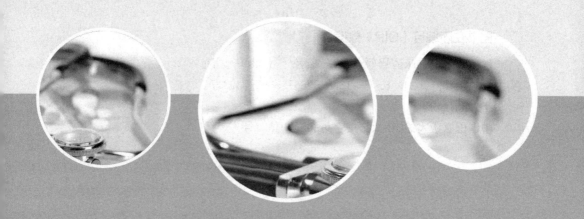

现代麻醉与临床应用研究

高 攀◎著

汕頭大學出版社

图书在版编目（CIP）数据

现代麻醉与临床应用研究 / 高攀著. -- 汕头 ： 汕
头大学出版社，2024. 8. -- ISBN 978-7-5658-5393-7

Ⅰ. R614

中国国家版本馆CIP数据核字第2024YU4952号

现代麻醉与临床应用研究
XIANDAI MAZUI YU LINCHUANG YINGYONG YANJIU

作　　者：高　攀

责任编辑：郑舜钦

责任技编：黄东生

封面设计：青　青

出版发行：汕头大学出版社

　　　　　广东省汕头市大学路243号汕头大学校园内　　邮政编码：515063

电　　话：0754-82904613

印　　刷：河北朗祥印刷有限公司

开　　本：710mm×1000mm　1/16

印　　张：12.5

字　　数：215千字

版　　次：2024 年 8 月第 1 版

印　　次：2025 年 1 月第 1 次印刷

定　　价：128.00 元

ISBN 978-7-5658-5393-7

前　言
PREFACE

随着社会的进步、科技的发展和人们对舒适化医疗需求的提高，麻醉学已成为临床医学的重要组成部分。同时，随着医学技术和其他科学技术的渗透和迅速发展，临床监测技术、临床麻醉技术等麻醉核心技术正发生日新月异的变化。这就要求麻醉医师在麻醉学理论和临床实践方面不断充实和提高。

麻醉科是医学领域中一个迅速发展的新兴学科，不仅对手术科室的发展起着促进和保障作用，更是医院良性运转和危重病人救治的重要学科，在医院工作中具有独特的地位。

麻醉是施行手术或进行诊断性检查时，为保障患者安全、创造良好的手术条件而采取的消除疼痛的各种方法，亦用于控制疼痛。为了适应现代麻醉医学的需要，提高临床麻醉的医疗处理水平，特编撰了此书。

本书首先介绍了现代临床麻醉的范畴和麻醉用药等基础理论，然后详细论述了临床麻醉的相关技术，并针对麻醉围手术期的准备、管理以及病症的处理做出了系统论述，最后阐述了临床各科常见手术的麻醉技术，涵盖了骨科手术麻醉、老年麻醉、神经外科手术麻醉、心血管外科手术麻醉、泌尿外科手术麻醉、普外科手术麻醉等内容以及特殊患者的麻醉、麻醉护理等内容。本书具有较强的实用性，适合麻醉科医师、全科医师、临床研究生使用。

在本书的策划和写作过程中，曾参阅了国内外有关的大量文献和资料，从中得到启示；同时也得到了有关领导、同事、朋友及学生的大力支持与帮助。在此致以衷心的感谢！本书的选材和写作还有一些不尽如人意的地方，加上作者学识水平和时间所限，书中难免存在缺点和谬误，敬请同行专家及读者指正，以便进一步提高完善。

目 录
CONTENT

第一章　现代临床麻醉总论

第一节　现代临床麻醉的范畴

一、临床麻醉

（一）概述

临床麻醉的工作在手术室内，是规模较大、条件较好的麻醉科，可在临床麻醉中建立分支学科（或称为亚科），如产科、心脏外科、脑外科、小儿外科麻醉等。临床麻醉的主要工作内容如下：

①为手术顺利进行提供安全、无痛、肌松、合理控制应激以及避免不愉快记忆等基本条件。

②提供完成手术所必需的特殊条件，如气管、支气管麻醉，控制性降压，低温，人工通气及体外循环等。

③对手术患者的生理功能进行全面、连续和定量的监测，并调控在预定的范围内，以维护患者的生命安全。应当指出，对患者生理功能进行监测与调控已成为临床麻醉的重要内容。这不仅涉及仪器与设备的先进性，更涉及麻醉医师的素质。

④预防并早期诊治各种并发症，以利于术后顺利康复。

⑤向患者家属交代病情，危重疑难患者及大手术的麻醉处理必须征得家属的同意与签字后才能施行，必要时还需经院医务管理部门批准后实施。

（二）麻醉前病情估计与准备

所有麻醉药和麻醉方法都可影响患者生理状态的稳定性；手术创伤和失血可使患者生理功能处于应激状态；外科疾病与并存的内科疾病又有各自不同的病理

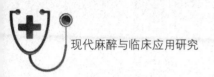

生理改变，这些因素都将造成机体生理潜能承受巨大负担。为减轻这种负担和提高手术麻醉的安全性，在手术麻醉前对全身情况和重要器官生理功能作出充分估计，并尽可能加以维护和纠正，这是外科手术治疗学中的一个重要环节，也是麻醉医师临床业务工作的主要方面。

全面的麻醉前估计和准备工作应包括以下几个方面：①全面了解患者的全身健康状况和特殊病情；②明确全身状况和器官功能存在哪些不足，麻醉前需要哪些积极准备；③明确器官疾病和特殊病情的危险所在，术中可能发生哪些并发症，需采取哪些防治措施；④估计和评定患者接受麻醉和手术的耐受力；⑤选定麻醉药、麻醉方法和麻醉前用药，拟定具体麻醉实施方案。

（三）吸入全身麻醉

吸入全身麻醉是将麻醉气体或麻醉蒸汽吸入肺内，经肺泡进入血液循环，到达中枢神经系统而产生的全身麻醉。

吸入麻醉药在体内代谢少、分解少，大部分以原型从肺排出体外，因此吸入麻醉容易控制，比较安全、有效，是现代麻醉中常用的一种方法。

（四）静脉全身麻醉

将全身麻醉药注入静脉，经血液循环作用于中枢神经系统而产生全身麻醉的方法称为静脉全身麻醉。静脉全身麻醉具有对呼吸道无刺激性，诱导迅速，苏醒较快，患者舒适，不燃烧，不爆炸和操作比较简单等优点。但静脉麻醉药多数镇痛不强，肌松差，注入后无法人工排除，一旦过量，只能依靠机体缓慢排泄，此为其缺点。因此，使用前应详细了解药理性能，尤其是药代动力学改变，严格掌握用药指征和剂量，以避免发生意外。

（五）气管、支气管内插管术

气管、支气管内插管术是临床麻醉中不可缺少的一项重要组成部分，是麻醉医师必须掌握的最基本操作技能，不仅广泛应用于麻醉实施，而且在危重患者呼吸循环的抢救复苏及治疗中也发挥重要作用。

（六）局部麻醉

局部麻醉是指患者神志清醒，身体某一部位的感觉神经传导功能暂时被阻断，运动神经保持完好或同时不同程度的被阻滞状态。这种阻滞应完全可逆，不产生组织损害。

常用的局部麻醉有表面麻醉、局部浸润麻醉、区域阻滞、神经传导阻滞四类。后者又可分为神经干阻滞、硬膜外阻滞及蛛网膜下隙神经阻滞。静脉局部麻醉是局部麻醉的另一种阻滞形式。

（七）神经及神经丛阻滞

神经阻滞也称为传导阻滞或传导麻醉，是将局部麻醉药注射至神经干旁，暂时阻滞神经的传导功能，达到手术无痛的方法。由于神经是混合性的，不但感觉神经纤维被阻滞，运动神经纤维和交感、副交感神经纤维也同时不同程度地被阻滞。若阻滞成功，麻醉效果优于局部浸润麻醉。

二、急救

（一）严重心律失常

麻醉和手术期间心律失常的发生率为16%～62%，心脏病患者可高达60%，而非心脏病患者仅为37%。重危患者和各类大手术，以及心脏病患者施行心脏或非心脏手术，严重心律失常是常见的并发症之一。因此，在麻醉手术期间及ICU中应加强心电图监测，以便迅速和正确地作出诊断，明确诱发因素，采取积极有效的防治措施，避免影响手术成功率和患者预后。

（二）急性肺水肿

急性肺水肿是指肺间质（血管外）液体积聚过多并侵入肺泡内。两肺听诊有湿性啰音，咳出泡沫样痰液，表现呼吸困难，可出现严重低氧血症。若不及时处理，后果十分严重。有许多疾病如急性左心力衰竭等都能引起急性肺水肿，其发病机制不一，病理生理变化亦各异，研究和了解急性肺水肿形成的机制，将有助于肺水肿的早期诊断和预防，以便采取有效措施，使肺水肿得到缓解。

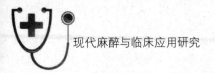

（三）心力衰竭

心力衰竭是由多种原因引起的心功能不全综合征。因此，其治疗的关键是纠正基础病因及诱因，特别对非心脏性病因或诱因的控制是相当重要的。但是，对心力衰竭的控制也很重要，特别是急性心力衰竭，如不及时治疗，可危及患者生命。对心力衰竭治疗的基本原则是：①减轻心脏负荷，包括前负荷和后负荷。②增强心肌收缩力，使心输出量增加。③维持心肌供氧与耗氧的平衡，供氧主要取决于血液的氧合状态和冠状动脉血流，耗氧则主要与动脉压、心率、前负荷及心肌收缩性有关。

（四）急性肾功能衰竭

急性肾功能衰竭是由各种原因引起的肾功能急剧减损，导致水潴留、氮质血症、电解质及酸碱平衡紊乱等急性尿毒症的临床综合征。急性肾功能衰竭如能早期诊断、及时抢救和合理治疗，多数病例可逆转，是目前能得到完全恢复的重要器官功能衰竭之一。

三、复苏

在患者心跳呼吸停止时所采取的抢救措施称为复苏术，抢救的目的不仅要使患者存活，而且要使患者意识恢复，此称为复苏。心肺脑复苏在临床上大致分为三个既有区别又有联系的阶段：基础生命支持→继续生命支持→长期生命支持。

（一）临床表现

心搏停止的患者表现为突然的心音和大动脉搏动消失，继而呼吸、神智消失。如不及时抢救即出现瞳孔散大、固定、肌肉软瘫、脊髓和基础防御（如咳嗽）反射消失；手术的患者则发生术野渗血停止；枕骨大孔疝的患者则首先表现为呼吸骤停。

经复苏治疗的病例，原发病不严重或初期复苏及时且有效者，呼吸功能和循环功能可逐渐恢复，原发病较重或初期复苏不及时者，循环功能即使基本稳定后，呼吸可能还未恢复或未完全恢复，心、肺、脑、肾等重要器官的病理生理状态不仅未必恢复，而且可能继续恶化。但经复苏后对这些重要器官功能进行严密的观察和必要的处理，部分患者可得以逐步康复。

（二）检查方法

心搏停止后，心电图可见三种情况：①心电活动消失，心电图呈直线。②室颤。③仍有生物电活动存在，但无有效机械收缩。

（三）诊断标准

①神智突然消失，大动脉搏动触摸不到。

②听不到心音，测不到血压。

③呼吸停止或呈叹息样呼吸，面色苍白或灰白。

④手术创面血色变紫、渗血或出血停止。

⑤瞳孔散大，无任何反射。应注意脑挫伤、颅骨骨折、颅内出血儿茶酚胺效应、安眠药中毒或使用阿托品类药物者瞳孔也会散大，应予以鉴别。

（四）复苏治疗效果判定标准

治愈：给予复苏治疗后，自主循环、呼吸恢复，瞳孔对光反射敏感，神志逐步清醒，智力恢复，参加正常工作。

有效：心肺复苏后遗留一定的精神行为或神经障碍，或者仅呈皮质下存活（持续的植物人状态）。

无效：心肺复苏后再度衰竭，在短期内死亡，或给予持续复苏治疗30～60min后仍无自主循环、呼吸出现。

（五）复苏治疗原则

维持通气和换气功能；心脏按压以触及颈动脉或股动脉搏动；利用各种措施诱发心搏；维持循环功能、肾功能；维持水、电解质、酸碱平衡；贯穿始终的脑保护，防止或缓解脑水肿（和脑肿胀）的发展。

复苏可分为三个步骤：初期的通畅气道，恢复呼吸循环功能及实施脑保护；中期的药物治疗，电除颤、纠正内环境及进一步脑保护；后期的脑复苏及循环功能的维持。

（六）复苏治疗中应注意的问题

①一旦发现患者神智呼吸及大动脉搏动消失，应立即进行复苏，不应反复听

心音或等心电图诊断而延误抢救。

②口对口人工呼吸的潮气量应为正常呼吸时的2～3倍，形成过度通气，以弥补吹入气氧含量低、二氧化碳含量高的缺陷。

③心包填塞、张力性气胸、新鲜肋骨骨折及心瓣膜置换术后的患者不应采用胸外心脏按压，宜采用开胸胸内挤压。老年人骨质较脆，胸廓缺乏弹性，易发生肋骨骨折，胸外心脏按压时应加倍小心。

④电除颤失败时，不宜无限制地增加电能，应纠正其他因素，如心肌缺血、血钾过低、心脏温度过低、高碳酸血症等。

⑤脑复苏中不应用硫喷妥钠，因此药虽可抑制惊厥，但负荷量的硫喷妥钠有明显的负性肌力作用及负性血流动力学作用。

⑥应用甘露醇要防止过度，否则可血容量不足、血液黏度增加、脑血流减少和电解质紊乱。

四、麻醉门诊及其他任务

（一）麻醉科门诊

麻醉科门诊的主要工作范围：

①麻醉前检查与准备为缩短住院周期，保证麻醉前充分准备，凡拟接受择期手术的患者，在入院前应由麻醉医师在门诊按麻醉要求进行必要的检查与准备，然后将检查结果、准备情况、病情估计及麻醉处理意见等填表送到麻醉科病房。这样一来，患者入院后即可安排手术，缩短住院日期，可避免因麻醉前检查不全面而延期手术，麻醉前准备比较充裕，而且在患者入院前麻醉医师已能充分了解到病情及麻醉处理的难度，便于恰当的安排麻醉工作。

②出院患者的麻醉后随访尤其是并发症的诊断与治疗由麻醉医师亲自诊治是十分必要的，因为某些并发症（如腰麻后头痛）由神经内科或其他科室诊治而疗效不够理想，而在麻醉医师不在场的情况下，把大量责任归咎于麻醉医师，也是对医疗及患者不负责任的表现。

③接受麻醉前会诊或咨询如遇特殊病例，手术科室应提前请求会诊，负责麻醉医师应全面了解患者的疾病诊断，拟行手术步骤及要求，患者的全身状况，包括体检和实验室检查结果及主要治疗过程、麻醉史、药物过敏史，以及其他特殊

情况等，从而估价患者对手术和麻醉的耐受力；讨论并选定麻醉方法，制定麻醉方案；讨论麻醉中可能发生的问题及相应的处理措施，如发现术前准备不足，应向手术医师建议需补充的术前准备和商讨最佳手术时机。麻醉科也应提前讨论并做必要的术前准备。

④麻醉治疗凡利用麻醉学的理论与技术（包括氧疗及各种慢性肺部疾患患者的辅助呼吸治疗）进行的各种治疗可称为麻醉治疗，麻醉治疗是麻醉科门诊的重要内容。

（二）麻醉恢复室

麻醉恢复室是手术结束后继续观测病情，预防麻醉后近期并发症，保障患者安全，提高医疗质量的重要场所。此外，可缩短患者在手术室停留时间，提高手术台利用率。床位数与手术台比例为1∶1.5～1∶2。麻醉恢复室是临床麻醉工作的一部分，在麻醉医师主持指导下由麻醉护士进行管理。

①凡麻醉结束后尚未清醒（含嗜睡），或虽已基本清醒但肌张力恢复不满意的患者均应进入麻醉恢复室。

②麻醉恢复室收治的患者应与ICU收治的患者各有侧重并互相衔接。

③麻醉恢复室应配备专业护士，协助麻醉医师负责病情监测与诊治，护士与床位的比例为1∶2～1∶3，麻醉医师与床位的比例为1∶3～1∶4。

④待患者清醒、生命及（或）重要器官功能稳定即可由麻醉恢复室送回病房，但麻醉后访视仍应由原麻醉者负责。

⑤凡遇到患者苏醒意外延长或呼吸循环等功能不稳定者，应及时送入ICU，以免延误病情。

（三）麻醉学研究室或实验室

麻醉科实验室一般可附属在麻醉科内。为了科研工作的需要可成立研究室，成立研究室时必须具备以下条件：①要有学术水平较高、治学严谨，具有副教授以上职称的学科或学术带头人；②形成相对稳定的研究方向并有相应的研究课题或经费；③配备有开展研究所必需的专职实验室人员编制及仪器设备；④初步形成一支结构合理的人才梯队。

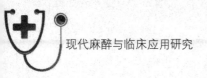

第二节　麻醉前用药

一、麻醉前用药目的及原则

（一）麻醉前用药目的

①消除患者紧张、焦虑及恐惧的心情，使患者在麻醉前能够情绪安定，充分合作。同时也可增强全身麻醉药的效果，减少全麻药用量及副作用。对一些不良刺激可产生遗忘作用。

②提高患者的痛阈，缓和或解除原发疾病或麻醉前有创操作引起的疼痛。

③抑制呼吸道腺体的分泌功能，减少唾液分泌，保持口腔内的干燥，以防发生误吸。

④消除因手术或麻醉引起的不良反射，特别是迷走神经反射，抑制因激动或疼痛引起的交感神经兴奋，以维持血流动力学的稳定。

（二）麻醉前用药原则

①麻醉前应按麻醉方法确定手术部位及病情特点选择麻醉前用药的种类剂量、用药时间及给药途径。手术前1天晚宜常规口服镇静催眠药，以求拥有充分睡眠。小儿剂量应按年龄、体重计算。

②全身麻醉和腹腔内手术应选用颠茄类药，局部麻醉、神经阻滞麻醉和椎管内麻醉用地西泮（安定）或巴比妥类药物。

③下列情况镇痛镇静药物剂量可适当加大：第一，患者情绪过度紧张；第二，剧痛；第三，甲状腺功能亢进。

④1岁以内小儿、颅内压升高、呼吸功能不全和支气管哮喘及肝功能严重损害患者，慎用麻醉性镇痛药。

⑤老年、小儿、心动过缓者或采用硫喷妥钠、氯胺酮、羟丁酸钠时，阿托品用量宜略大。高热、心动过速、甲状腺功能亢进、青光眼及肾上腺髓质功能亢进者不宜用阿托品。

⑥急症创伤患者，如无充裕时间准备，术前用药可改为静脉注射，用量酌减。

二、麻醉前用药种类

（一）镇静催眠药

它有较好的抗焦虑作用，可以改善紧张、焦虑、恐惧等不良情绪，并能预防局部麻醉药毒性反应。

1.苯巴比妥钠

属巴比妥类药，睡眠剂量成人为100～200mg；小儿为2～4mg/kg，于麻醉前30min肌内注射。术前呈急性癫狂状态者，成人肌内注射200～250mg，小儿按5mg/kg计量。禁用于对苯巴比妥钠过敏、严重肝肾功能不全、支气管哮喘、呼吸抑制及卟啉病患者。

2.地西泮

①地西泮选择性地作用于大脑边缘系统，促进 γ–氨基丁酸（GABA）的释放或促进突触传递功能。地西泮还可作用在 GABA 依赖性受体，通过刺激上行性网状激活系统内的 GABA 受体，提高 GABA 在中枢神经系统的抑制，增强脑干网状结构受刺激后的皮层和边缘性觉醒反应的抑制和阻断。地西泮可解除患者恐惧和焦虑心理,从而引起睡眠和遗忘,作用良好,同时具有抗惊厥和中枢肌松作用。

②对呼吸和心血管系统的抑制轻微，常用剂量不会导致苏醒时间延长。

③可作为病情危重且精神紧张患者的麻醉前用药，与东莨菪碱合用时，镇静作用更强。

④常用剂量为0.1～0.2mg/kg，肌内注射或静脉注射。静脉注射后1～2min入睡，维持20～50min。

⑤对安定类药物过敏者、新生儿、妊娠期和哺乳期妇女禁用。

3.咪达唑仑

①咪达唑仑具有镇静、抗焦虑和中枢性肌松作用，还具有良好的遗忘效果。消除半衰期较短，随年龄增长，半衰期延长。

②麻醉诱导前20～60min肌内注射。成人：0.07～0.1mg/kg，最大用量不超过5mg。对于老年患者，必须减少剂量并进行个体化调整。儿童：0.15～0.2mg/kg。

③能增强镇静催眠药、抗精神病药、抗抑郁药、镇痛药及麻醉药的中枢镇静作用。应用咪达唑仑后需加强氧合与通气的监测，与阿片类药合用更需要重视。

④老年人、心肺功能较差者及重症肌无力患者应慎用。对咪达唑仑过敏、重症肌无力、精神分裂症、严重抑郁状态患者禁用。

（二）麻醉性镇痛药

麻醉性镇痛药可通过激动中枢神经系统特定部位的阿片受体，产生镇痛作用，并且同时缓解疼痛引起的不愉快的情绪，剧痛患者麻醉前应用可使其安静合作。麻醉性镇痛药可减轻椎管内麻醉下腹部手术中的牵拉反应。

1.吗啡

①为阿片受体激动剂，有强大的镇痛作用，同时也有明显的镇静作用，并有镇咳作用。对呼吸中枢有抑制作用。具有提高痛阈、抑制代谢、显著改变精神状态等功效。

②成人0.15～0.2mg/kg，于麻醉前1～1.5h肌内注射。肌内注射15min后痛阈提高50%，30min后出现情绪稳定焦虑消失、嗜睡，60min后基础代谢率显著降低。

③呼吸抑制、颅内压增高和颅脑损伤、支气管哮喘、肺源性心脏病代偿失调、甲状腺功能减退、皮质功能不全、前列腺肥大、排尿困难及严重肝功能不全、休克尚未纠正控制前、炎性肠梗等患者禁用。

2.哌替啶

①为人工合成的阿片受体激动剂，属于苯基哌啶衍生物，其作用和机制与吗啡相似，但镇静、麻醉作用较小，仅相当于吗啡的1/10～1/7，作用时间可维持2～4h。

②主要作用于中枢神经系统，用药产生镇痛后出现嗜睡；缩瞳作用不明显；恶心、呕吐、呼吸抑制、镇咳及欣快等副作用比吗啡轻；有类似阿托品样作用，使呼吸道腺体分泌减少，支气管平滑肌松弛；引起血管扩张、血压轻度下降；有抗组胺作用，可解除支气管痉挛。

③肌内注射用量1～2mg/kg，麻醉前30～60min注射，15min起效，60min作用达高峰，持续1.5～2h逐渐减退，再过2～4h后作用消失。静脉注射剂量

0.5 ~ 1mg/kg，麻醉前10 ~ 15min注射，5min起效，20min作用达高峰，1 ~ 1.5h后逐渐减退，1 ~ 2h作用消失。

④其代谢产物去甲哌替啶有致惊厥作用。与单胺氧化酶抑制剂并用，可诱发昏迷、惊厥、高血压、高热等副作用，偶可出现低血压和呼吸抑制。

3.芬太尼

①为阿片受体激动剂，属强效麻醉性镇痛药，作用于下丘脑，干扰其对疼痛刺激的传导，从而产生强力镇痛功效。其镇痛效力约为吗啡的80倍。镇痛作用产生快，但持续时间较短。呼吸抑制作用较吗啡弱，不良反应比吗啡小。

②支气管哮喘、呼吸抑制、对本品特别敏感的患者以及重症肌无力患者禁用。禁止与单胺氧化酶抑制剂（如苯乙肼、帕吉林等）合用。

③与钙离子拮抗剂、β肾上腺素受体阻断药合用可发生严重低血压。

④静脉注射过速时可出现胸腹壁肌肉紧张、僵硬、严重影响呼吸交换量。

⑤循环影响轻微，血压稳定。兴奋迷走中枢可出现心率减慢、呕吐或出汗征象，用阿托品或氟哌啶可防止。

⑥与M胆碱受体阻滞剂（尤其是阿托品）合用使便秘加重，增加麻搏性肠梗阻和尿潴留的危险性。

⑦成人肌内注射每次0.1 ~ 0.2mg，7 ~ 8min起效，维持1 ~ 1.5h；静脉注射每次0.05 ~ 0.1mg，1min起效，3 ~ 5min达高峰，维持30 ~ 45min。

（三）神经阻滞剂

神经阻滞剂主要作用于脑干网状激活系统，阻断去甲肾上腺素从而产生镇静作用。该类药物中氯丙嗪和氟哌啶较为常用。

1.氯丙嗪

①氯丙嗪主要抑制脑干网状结构系统，产生镇静、催眠作用，与全麻药、催眠药及镇痛药协同增强，并可延长药效。

②肝功能不全、尿毒症及高血压、冠心病患者慎用。本品刺激性大，静脉注射时可引起血栓性静脉炎，肌内注射局部疼痛较重，可加1%普鲁卡因做深部肌内注射。老年人对本类药物的耐受性降低，且易产生低血压、过度镇静及不易消

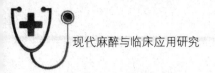

除的迟发性运动障碍。

③有癫痫史者、昏迷患者、严重肝功能损害者禁用。不能与肾上腺素合用，以免引起血压急剧下降。

④成人肌内注射剂量为25～50mg，麻醉前1h做肌肉深部注射，15～30min起效，维持4～6h，严禁皮下注射。静脉注射剂量为6.25～12.5mg，麻醉前15～20min经稀释后缓慢注射，5～10min起效。禁忌静脉快速注射，否则易并发血压骤降，可用去甲肾上腺素静脉滴注纠正。小儿肌内注射1～2mg/kg，静脉注射剂量为0.5～1mg/kg。

2.氟哌啶

①氟哌啶的药理作用与氯丙嗪相似，但弱于氯丙嗪。其作用特点是产生精神运动性改变，表现为精神安定，对外界漠不关心，懒于活动，但意识仍存在，能对答问话并良好配合。

②将其与强镇痛药芬太尼一起静脉注射，可使患者产生一种特殊麻醉状态（精神恍惚、活动减少、不入睡、痛觉消失），称为"神经安定镇痛术"。可做麻醉前给药，具有较好的抗精神紧张、镇吐、抗休克等作用。

③主要经肝代谢，但对肝功无影响，用于肝硬化患者，由于作用时间延长，故用药量应减小。对肾功能影响小，用于血容量正常的患者，肾血流量增加，尿量增加；用于低血容量的患者，尿量无明显影响。

④对咽喉、气管反射有较强的抑制作用，特别适用于清醒气管插管或表面麻醉下咽喉部手术的麻醉前用药。

⑤成人剂量为0.1mg/kg，麻醉前1～2h肌内注射，1h后起效；静脉注射剂量为0.05～0.1mg/kg，5min起效，持续6～12h。

（四）抗胆碱药

抗胆碱药是具有阻滞胆碱受体，使递质乙酰胆碱不能与受体结合而呈现与拟胆碱药相反的作用的药物。阻断节后胆碱能神经支配的效应器上的胆碱受体，可松弛平滑肌，抑制多种腺体分泌，能减少呼吸道黏液和唾液的分泌，使呼吸道保持通畅。抗胆碱药还有抑制迷走神经反射的作用。

1.阿托品

①阿托品可激动心脏M受体引起心率增快，但老年或新生儿心率增快并不明显。迷走神经亢进型患者麻醉前使用足量阿托品，可预防和治疗心动过缓。而甲亢、心脏病或高热等患者应禁用。

②术前应用升高心率同时可降低迷走神经张力，减轻因牵拉腹腔内脏、压迫颈总动脉窦，或静脉注射 γ-羟丁酸钠、芬太尼、琥珀胆碱等所致的心动过缓。

③抑制腺体分泌，扩张周围血管。因面部血管扩张，可出现潮红、灼热。

④麻痹虹膜括约肌使瞳孔散大，但尚不至于引起视力调节障碍；对正常人眼内压影响不大，但对窄角青光眼可致眼压进一步升高。

⑤促使贲门括约肌收缩，防止反流误吸。

⑥剂量过大，有中枢神经兴奋症状如烦躁不安、谵妄，以致惊厥。

⑦抑制汗腺，兴奋延髓和其他高级中枢神经，引起基础代谢率增高，可致体温上升，故应避免用于甲亢、高热患者。

⑧阿托品剂量范围较宽，成人皮下或肌内注射常用量为0.4～0.8mg，用药后5～20min出现心率增快，45min时呼吸道腺体和唾液腺分泌明显减少，可持续2～3h。静脉注射剂量为皮下剂量的1/2，约1min起效，持续约30min，小儿的用量一般为0.01mg/kg。

2.东莨菪碱

①为外周抗胆碱药，除具有平滑肌解痉作用外，尚有阻滞神经节及神经肌肉接头的作用，但对中枢的作用较弱。能选择性地缓解胃肠道、胆管及泌尿道平滑肌痉挛和抑制蠕动，而对心脏、瞳孔及唾液腺的影响很小，对腺体分泌的抑制作用则比阿托品稍弱，对呼吸中枢有兴奋作用。抗眩晕及抗帕金森病作用均较阿托品强，并有显著的镇静作用。

②青光眼、前列腺肥大所致排尿困难、严重心脏病、器质性幽门狭窄或麻痹性肠梗阻患者禁用。

③老年人、小儿或剧痛患者应用后，有时可出现躁动和谵妄等副作用。

④成年人常用剂量为0.3～0.4mg，小儿为7～10μg/kg，麻醉前30min皮下或肌内注射。

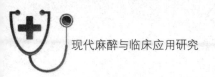

三、麻醉前用药选择与特殊病情的考虑

（一）循环系统疾病

①阿托品可加重高血压和（或）冠心病患者心肌缺血和心脏做功，使心率和血压进一步升高。因此高血压和（或）冠心病患者麻醉前可应用东莨菪碱。

②吩噻嗪类药可导致低血容量患者血压进一步下降，甚至猝死，故绝对禁用。

③胆红素可增加迷走神经张力，常导致心动过缓，术前常规使用阿托品的剂量须增大。

④麻醉镇痛药可引起休克患者呼吸抑制和体位性低血压，可能加重休克程度，应慎用。

⑤术后保留气管导管机械呼吸治疗的心内手术患者术前宜用吗啡类药。

⑥吗啡作为先天性发绀型心脏患者麻醉前用药，可使右至左分流减轻，缺氧得到一定改善。

⑦经皮下或肌内注射用药，药物吸收缓慢而休克常并存周围循环衰竭，应小剂量静脉用药。

（二）中枢系统疾病

①颅内压增高患者除术前伴躁动、谵妄、精神兴奋或癫痫等病情外，应避用中枢抑制药物。颅内高压患者对镇静药的耐受性很小，常导致术后苏醒延迟。

②吗啡可引起颅脑外伤或高血压脑出血导致的颅内压增高患者呼吸抑制和PCO_2升高，脑血管进一步扩张、脑血流量增加和颅内压增高，甚至可诱发脑疝。

（三）内分泌系统疾病

①因内分泌疾病导致过度肥胖的患者肺通气功能低下和易发生舌后坠，故对呼吸有抑制作用的阿片类药物和苯二氮䓬类药物，以及容易导致术后苏醒延迟的巴比妥类药和吩噻嗪类药应慎用。

②小剂量镇静药可引起甲状腺功能低下的患者显著的呼吸循环抑制应减量或避免使用。

③甲亢患者基础代谢率高和心率增快，术前应选用东莨菪碱作为麻醉前用药，避免使用阿托品。

（四）自主神经系活动

某些麻醉操作刺激可诱发不良神经反射,宜选用相应的麻醉前用药进行保护。

①喉镜插管或气管内吸引可引起心脏迷走反射,宜选用足量抗胆碱能药做预防。

②椎管内麻醉抑制交感神经,迷走神经呈相对亢进,宜常规选用足量抗胆碱药以求平衡。

（五）眼部疾病

①阿托品可使睫状肌收缩,可致眼内压升高,因此闭角性青光眼在未用缩瞳药滴眼之前禁用。

②做眼肌手术中牵拉眼肌可能出现眼心反射,严重者可心搏骤停,故术前需常规使用阿托品降低迷走神经张力。

（六）麻醉药与术前药的相互作用

麻醉药与术前药之间可能相互协同增强,使麻醉药用量显著减少,但也可能使存在的副作用加重,故应慎重考虑,避免复合使用。

①麻醉镇痛药或镇静催眠药可降低七氟烷、异氟烷和氧化亚氮的MAC值。

②咪达唑仑可加重阿片类药物的呼吸抑制作用。

③阿片类药可诱发依托咪酯麻醉诱导后出现锥体外系兴奋征象。

④右美托咪定与阿片类药物有协调作用,可增强镇痛效果。

（七）麻醉药的副作用

①为预防局麻药中毒反应,硬膜外麻醉和神经阻滞麻醉前可常规应用安定类药物镇静。

②氯胺酮、羟丁酸钠可导致呼吸道腺体分泌增加,应用前应常规用抗胆碱药抑制腺体分泌,保证呼吸道通畅。

③异丙酚注射痛发生率较高,若患者无禁忌,麻醉前可应用麻醉镇痛药减轻注射痛。

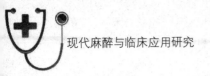

第三节 麻醉风险管理

一、麻醉死亡原因

（一）与麻醉相关因素

①麻醉器械故障，造成死亡和身残，包括麻醉机故障、气源搞错、喉镜失灵、氧导管堵塞、吸引器负压不大、监测仪和除颤器故障、供氧和供电中断等。

②麻醉药过量。

③术前患者准备不够和麻醉选择不当。

④术中、术后监测不严密或失误。如缺乏循环、呼吸监测。

⑤麻醉管理不当和处理不及时。如麻醉中低氧血症、高碳酸血症、误用麻醉药或治疗用药、输液过多、急救药品、器械准备不足及搬运动作过大等。

⑥患者本身疾病引起。如心脏病、高血压病、糖尿病和肝硬化等。

⑦手术意外失误，如大出血、创伤和误伤等。

⑧过敏和特异质反应。

（二）麻醉中突发事件

①急性气道堵塞：窒息死亡，如甲状腺次全切除、气管插管误入食管、导管脱出气道。

②脑血管意外：高血压危象致脑卒中。

③内分泌意外：术中恶性高热、肺栓塞等。

④迷走神经反射：常见的胆心反射、眼心反射等。

⑤骨粘剂反应：骨水泥中毒或过敏反应。

⑥手术操作意外：误伤大血管出血。

⑦麻醉并发症：气胸、心脏压塞、心律失常、动脉破裂等。

二、麻醉意外的防治

在麻醉致死原因中，不少是可以避免的，关键是要树立预防为主的思想。

（一）麻醉风险因素

1.病人因素

病人是麻醉医师麻醉思维和决策的主要因素。高危人群麻醉风险高于一般病人，急症手术病人麻醉风险比择期手术病人更是明显增加。

2.麻醉因素

麻醉本身就是风险。麻醉医师的能力和麻醉科的设备优劣都可能成为麻醉风险的主要因素。

（二）提高业务技术水平

由于麻醉科医师经验不足、水平有限、能力不够而发生麻醉失误或事故不在少数，要防范麻醉事故，当务之急是培养和提高麻醉科医师的素质和水平，以适应医学水平的不断发展和手术患者及社会对麻醉的更高要求。

1.改变领导观念

各级领导要重视麻醉专业人员的培养，重视麻醉科的建设和发展，要把麻醉专业看作智力投资的工作，加强人才培养和设备更新。

①麻醉科医师应熟练本职业务：麻醉医师资格认证制度必须严格执行。麻醉医师一旦被录用，要加强训练，重视培养。培养中要高标准、严要求，着重提高理论和操作水平。熟悉业务，会麻醉，会管理呼吸，会抗休克，会复苏，对操作和监测标准要熟练掌握，成为名副其实的麻醉科医师。

②麻醉科医师要德才兼备：实践证明，没有经过严格训练的护士或其他非医务人员改行做麻醉工作，是难以胜任麻醉、抗休克及复苏等业务技术工作的，也是绝对不允许的。麻醉科医师最好选择医大本科毕业生，或具有2～3年实践经验的外科医师，要德、才、体并重。只有基础好、有干劲、有技能、责任心强，并加强管理，才能提高麻醉质量、防止事故的发生。

③麻醉科医师人数应充足和够用：以便更好地开展麻醉、抢救、治疗和科研工作。否则一个人日以继夜不知疲倦地工作，容易发生事故。

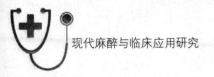

2.注重毕业后教育

麻醉科医师要有广泛的知识。既要有内、外、妇、儿科等临床知识，也要有生理学、解剖学、病理生理学、药物学、生物学、有机化学、物理学等基础知识。采取各种形式的继续教育，不断加强有关临床医学和基础医学的学习，提高业务水平和业务素质，以降低和避免麻醉致死。

3.开展学术交流

麻醉科医师要虚心学习各兄弟医院的新经验，包括请进来、走出去及参加各项学术活动，取人之长为我长，以适应形势发展的需要，不断开展新麻醉业务，确保手术患者安全。

4.重视麻醉的研究和知识的更新

麻醉科医师要经常开展麻醉专业的临床研究，提高技术业务层次，增加预防和处理麻醉事故的能力。

（三）配齐设备和加强监测

麻醉设备是麻醉安全的必要条件，配齐麻醉设备和加强监测是提高麻醉工作质量，防止麻醉事故的重要措施之一。

1.配备必需的设备

麻醉科应配备常规的临床设备，如麻醉机、监护仪、除颤器和微量注射泵等。把由设备故障导致的意外降低到最低程度。麻醉机的功能要齐全，要添置必备的监测仪器，保障患者麻醉中的安全。在配齐基本设备的工作环境条件下，要做好麻醉器械故障的预防和处理，在麻醉机及附件使用前，按程序进行检查。对麻醉工作中的仪器故障，若得到及时的处理，能最大限度地在仪器使用中保障患者的安全。

2.改善麻醉设备

麻醉致死与麻醉装备落后、麻醉设备陈旧也有十分密切的关系。更新陈旧的麻醉机、监测仪和呼吸机是降低风险的一个关键因素。

3.加强监测及准确处理

有价值的监测仪增加了麻醉前、中、后的安全性。保证每一例手术都应在有基本监护的条件下进行麻醉。但监护仪不能代替麻醉医师的观察。麻醉中要精力集中，密切观察患者病情，监测要严密，遇有变化查出原因，及时准确处理。如估计有代谢性酸中毒时应给予碳酸氢钠纠正，忌拖延耽误，必要时请示上级医师协助处理。

（四）严格执行规章制度

1.提高执行各项制度的自觉性

应严格执行规章制度和操作规程。任何时候都要以制度来规范自己的行为，减少或避免麻醉失误的发生。做老实人，说老实话，办老实事，经常检查自己执行制度和履行责任的情况。

2.增强质量意识

养成一丝不苟的习惯，不贪图省力和草率行事对防止不良事件和处理危急情况很有帮助。要做到4个一样：有人监督和无人监督一样，小麻醉和大麻醉一样，白天和晚上一样，急诊手术和非急诊手术一样。科领导要以身作则，作群众的表率。

3.麻醉工作规范化

现代麻醉需要一个共同的团队和规范的指南，要求麻醉医师工作要有条不紊，忙而不乱，绝不嫌麻烦。小儿手术，麻醉前一定要测体重、一定要禁食、一定要用颠茄类药物。中、大手术一定要先做好静脉穿刺，保持静脉开放，保证有一个抢救给药和紧急输血输液的途径，然后实施麻醉，最后进行手术。

4.坚守岗位与分工明确

麻醉科医师不得擅离工作岗位，更不得擅自离开患者。必须离开时，一定要有人接替观察患者，并做到交接清楚。全麻时，需要两人同时施行麻醉时，责任要有主有次，分工要明确，防止互相依赖而误事。

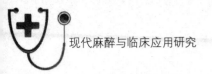

5.用药目的明确及认真查对

麻醉和手术期间所用药物及输血输液要做到"三查七对"。对药名、剂量、配制日期、用法、给药途径等要经两人认真查对，准确无误后方可使用。要特别注意最易搞错的相似药物，如普鲁卡因和丁卡因，异丙嗪和异丙肾上腺素，肾上腺素和苯肾上腺素等。

6.麻醉思路清晰

麻醉中要维护循环系统功能稳定，重视呼吸管理，预防和及时处理低氧血症和高碳酸血症，并做好麻醉药品的保管工作。将要用的麻醉药液放在固定的麻醉台上，防止与巡回护士的输液台相混。复合麻醉药液的静麻液体，要放在麻醉科医师较近位置。输液瓶中麻醉液体的多少要有明显标志（如贴一胶布），便于观察和管理。及时调节麻醉深度，亲自掌握麻醉药液的输注速度，防止他人"帮忙"而发生事故。

（五）带教从严要放手不放眼

分配麻醉工作任务时，要在保证患者安全的前提下，照顾教学。在带教实施麻醉前，做必要的示范讲解。实施操作中要放手不放眼。如有技术操作上的困难，不可勉强从事，必要时由带教者亲自操作。

（六）高度重视术前访视和麻醉前准备

临床麻醉工作有不可预见性的特点，麻醉医师手术前一天应常规访视手术患者，全面了解病情、病人本身及家属对治疗的期望值，充分估计麻醉手术的危险性。认真做好麻醉前准备，备好所用的仪器、设备、各种抢救药品等，方能开始麻醉。

（七）临床创新工作要科学管理

要严肃谨慎地对待开展新业务、新技术、新药物。使用前有周密计划，报告上级领导批准。事先必须详尽阅读有关文献资料，全面了解药物的性质、特点、副作用，并有积极的预防措施，做到确有把握，以防茫然无所适从。并鼓励医师围绕麻醉的安全与有效性进行创新性研究，促进麻醉质量的提高。

（八）正确处理麻醉意外

重大麻醉意外发生后应积极抢救，及时辅助呼吸，在上级医师协助下控制事态；应详细地做好抢救记录；隔离可疑仪器、药品，上报有关部门。同时做到：

1.科学总结与吃一堑长一智

一旦发生意外事故，要认真地、实事求是地向上级汇报，绝不能隐瞒不报。要按级负责，领导要深入调查。对于事故要认真分析，严肃处理。总结经验，吸取教训，防止再次发生类似的事故。要抓苗头，防微杜渐，不断提高麻醉质量，确保安全。

2.认真讨论与共同提高

对麻醉意外、死亡病例，要组织全科或与临床科的病例讨论会，共同进行讨论。对疑难问题和有意义的病例应充分讨论、研究、分析，找出致死原因，总结经验教训及暴露麻醉工作中的缺点、错误，并将讨论结果向上级领导报告。

（九）麻醉质量控制

临床麻醉的管理重点是手术患者的安全，麻醉学为临床医学中的高风险的专业，麻醉质量尤为重要。要建立健全质控组织机构和质控体系，不断提高麻醉质量。忽视质量问题必然遗留明显隐患。

三、麻醉污染预防

麻醉污染，系指麻醉时挥发性液体或气体全麻药逸出致手术室内空气污染，消毒性液体或气体对手术室的污染，及噪声污染等，影响在手术室内工作人员的健康。

（一）麻醉污染的原因

1.全麻药

国内外应用气体和挥发性液体全麻药仍然很普遍，造成麻醉对大气的污染。①吸入麻醉药逸漏：吸入全麻药容易漏出而污染手术室的空气。即使选用半

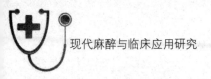

紧闭或紧闭式麻醉法也是一样，只是受污染的程度不同而已。

②选用吸入麻醉方法不当：实施开放或半开放式麻醉法，全麻气体或蒸气被混杂到手术室空气中，造成空气污染极其严重。

③麻醉污染程度不一：在同一间手术室内麻醉污染的程度各处不一样，接近手术台患者头部附近浓度最高。故麻醉科医师比手术医师、护士受污染的机会和程度更大。比较麻醉科医师和外科医师鼻腔部位的全麻药浓度，前者为后者的5～70倍。

④使用科学仪器测定：麻醉污染程度需要使用仪器测定，如用红外线分光计测定氟烷浓度，以气体色谱分析法测试混合气体。

2.化学物质

用于空气、器械和手臂消毒的液体气雾和气体，以及各种清洁剂等也会造成手术室内空气污染。

3.感染因素

经常有传染病患者存在，易致污染。如传染性肝炎、传染性肺结核等。麻醉医师经常和感染的患者接触，如与烧伤、化脓感染、铜绿假单胞菌感染、气性坏疽感染等患者接触而使自己受感染机会增多。

4.生活无规律

麻醉医师的麻醉工作时间长，常常不能按时进食和休息，经常处于生物钟紊乱、疲劳状态中，使抵抗力降低。

5.精神紧张

麻醉科医师经常在抢救危重患者时须思想高度集中、紧张等，使皮质类固醇分泌增多，通过中枢内分泌系统使免疫防御功能减退。

6.放射线

术中造影及摄片或在放射线辐照下施行麻醉的机会日益增多，麻醉科医师可遭受放射线的直接损害而影响健康等。

7.噪声污染

噪声污染系指手术室内的不悦耳、可造成情绪紧张的声音。它来自医务工作人员的动作、交谈及机器设备工作时的声音，以及常规手术操作所产生的声音，如手术器械的相互接触撞击声，给患者做气管内吸引、手术器械放入弯盘、器械台及麻醉台轮子滚动及呼吸机的响声，各种监测仪器的报警声等。

（二）污染的危害

1.污染对健康产生危害的途径麻醉污染对健康造成危害，通过以下途径：

①直接损害：全麻药对机体细胞有直接损害作用。

②抑制免疫反应：全麻药进入体内抑制机体免疫反应，使白细胞的吞噬作用和淋巴细胞转化活动受到抑制，机体抵抗力降低。

③间接损害作用：全麻药吸入体内，其代谢产物直接损害机体细胞，或对机体造成间接影响。

④接触传染：麻醉医师直接接触传染病患者，或经常接触有致病菌存在的患者机会较多，被感染的机会增多，如传染性肝炎、肺结核等。

⑤接触腐蚀性损害：化学物质，如空气消毒的甲醛（福尔马林）蒸气、乙醇、苯扎溴铵、过氧乙烷等消毒剂，长时间的对接触者进行腐蚀作用。可对麻醉医师气道黏膜、眼结膜、胃肠等产生直接的损害作用，发生组织慢性充血、增生、萎缩等炎症。

⑥直接损伤作用：放射线对接触者的机体细胞有直接损伤作用。

⑦噪声污染损害：噪声＞40分贝（dB），对人体有直接损害作用。可造成机体内分泌、心血管和听觉系统的生理改变，如刺激垂体–肾上腺轴，使下丘脑核释放ACTH，引起皮质激素的分泌增加和髓质分泌肾上腺和去甲肾上腺素增加，使周围血管收缩，血糖和血压升高。超过80dB，可使有的人听力减退。达到90dB，影响患者休息和安睡，影响麻醉医师的思想集中，使其精力分散，思绪中断，工作中质量下降，容易出现差错和事故。

2.污染对机体危害的后果

麻醉污染和噪声污染均对麻醉科医师的机体会产生非常严重的后果，分述

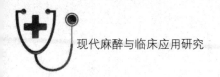

如下。

①立即产生不良反应：感到疲劳、头痛、皮肤瘙痒、皮肤过敏性药疹。理解力、记忆力下降，识别能力下降，运动能力变化等。

②骨髓抑制：氧化亚氮对人体造血系统产生毒性作用，长期吸入氧化亚氮可抑制组织细胞快速分裂，影响白细胞的生成，产生白细胞减少症。其他吸入性全麻药也有类似作用。

③对生育的影响：有资料证明，长期在手术室工作的女性麻醉科医师，流产、早产、不孕症和新生儿畸形的发生率较非手术室工作者高。流产也与麻醉污染有关。麻醉污染对女性不孕症、对胎儿发育的影响和致畸胎作用尚需进一步观察。

④致癌：吸入全麻药可能有致癌作用。在一份调查麻醉科医师死因的报告中，显示死于淋巴系统和网状内皮系统恶性肿瘤者高于对照组。女性麻醉科医师中白血病的发病率较高。吸入全麻药的致癌作用，有可能与全麻药抑制细胞生长、使细胞分裂减慢，或产生不正常的分裂物质，影响脱氧核糖核酸（DNA）的合成有关。当然，也与紧张、焦虑和体内免疫功能抑制有关。

⑤肝病：麻醉科医师肝病的发生率较其他医务人员高 1.3 ~ 3.2 倍（$P<0.05$）。

⑥肾病：麻醉科医师和手术室护士肾病的发病率较对照组高 1.2 ~ 1.4 倍（除外膀胱炎和肾盂肾炎）。

⑦胃炎及胃、十二指肠溃疡病：麻醉科医师胃病的发病率略增高，除有生活不规律，精神高度集中、紧张的原因外，找不到直接原因。

⑧心脏病：麻醉科医师心脏病的发病率也略高，找不到直接原因。

⑨呼吸系统疾病：麻醉科医师的鼻炎、气管炎、肺炎、感冒、哮喘的患病率升高。因经常接触全麻药挥发气体及化学气体后，使机体免疫防御功能减退；化学消毒药等对呼吸道黏膜的直接刺激作用等，有时也有致敏作用。

⑩耳聋或听力下降：如上所述，噪声对听力及神经系统等的损害。噪声>80dB，听力可减退，严重时可致聋。

（三）污染的预防

麻醉气体或挥发性液体蒸气污染手术室空气，造成对手术室内麻醉医师的危害不应忽视，应积极预防。

1.控制和减少全麻药的临床应用

减少和控制吸入麻醉药的应用概率；尽可能选用静脉复合全麻或椎管内麻醉。

2.清除污染源

对麻醉污染积极预防的同时，尽量做到清除污染源。

①建立清除麻醉废气系统：手术室建立废气清除系统，即在麻醉机的排气活瓣连一导气管，与吸引器相连，将废余麻醉气体及时排到手术室外，中间若能通过活性炭以吸收废气中的有机成分，则效果更为理想。

②定期维修麻醉机：尽量减少和防止麻醉气体的逸漏。

③麻醉中控制和减少污染：麻醉医师操作麻醉时应时刻注意防止麻醉气体外溢对空气的污染。麻醉后应及时关闭气体流量表和蒸发罐、麻醉面罩应与患者面部密切接触；麻醉中尽量避免脱开连接管；向蒸发罐内加添麻药时，为了避免麻药外溅，尽量用漏斗法；应采用完好的气管内导管套囊，以避免漏气。

④麻醉方法的改进：根据手术对麻醉的要求和患者情况，尽量选用紧闭式麻醉方法。减少或尽量不用吸入麻醉药，即使采用吸入麻醉药，也要采取静吸复合麻醉，减少吸入麻醉药的用量，并选用低流量紧闭式麻醉,可大大减少污染的机会。

3.改进手术室的通风换气条件

改善通气条件对预防麻醉污染很重要。当前对手术室的通风换气设备非常关注。

①手术室空调设施：宜采用无反复循环式空调机，保持室内空气经常清新洁净。确保手术室内（指中央地区）麻醉污染的许可阈值为：氟烷15ppm（0.0015%），氧化亚氮170ppm（0.017%），甲氧氟烷5ppm（0.0005%）。

②定时通风换气：手术室定期定时打开门窗，通风换气。

4.手术室女工作人员妊娠期间

宜减少接触全麻药。可参加非吸入性麻醉间的工作。

5.避免手术室内噪声

手术室是抢救和治疗患者的重地，应避免或减少噪声污染，防止噪声侵害的

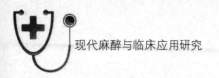

标准：手术室噪声应<90dB。应做到如下几点。

①严禁喧哗：限制不必要的交谈，禁止大声喧哗。

②限制入室人数：限制进入手术间参观及室内不必要的流动人数。

③室内无噪声器械：噪声大的器械尽量移到手术室外。

④应用无噪声技术：如凳足加橡皮垫，改制金属性器械为塑料制器械等措施。

⑤落实手术间"四轻"：加强保护性医疗制度，做到"四轻"，即走路轻、说话轻、操作动作轻、关闭门窗轻。

⑥限制参观人数：建立闭路电视可减少入手术室内参观人数。

⑦对手术室墙壁建筑要求：采用无声反射墙壁更为理想。

第二章 现代临床的麻醉技术

第一节 气道管理技术

一、气管内插管方法研究

在处理气道前，特别是气管内插管前，首先应评估上、下呼吸道的解剖结构及通畅程度，目的是对面罩通气及气管内插管的难易程度做出判断。其次是结合手术部位选择插管径路（经鼻腔、口腔或气管切开造口），并明确气管内插管的适应证与禁忌证，保障气管内插管的质量与安全。因此，气管内插管前均应进行上呼吸道评估。做好思想上、人员上和物质上的充分准备，方可降低和消除由此产生的相关风险，以达到安全施行气管内插管的目的。

无论行静脉麻醉或吸入麻醉均有一个使患者从清醒状态转为可以进行手术或操作的麻醉状态的过程，这一过程称为全身麻醉诱导。全身麻醉诱导是预测无明确困难气道的患者气道处理时常用的诱导方式，而对于预测为困难气道的患者，则更多地采用清醒镇静表面麻醉或保留自主呼吸的浅全身麻醉。采用何种诱导方法以及选用哪些药物，主要取决于患者的病情以及对面罩通气和气管内插管的困难程度和风险的估计，同时也应考虑麻醉医师的经验和设备条件。

（一）气管内插管的适应证、禁忌证

1.适应证

（1）手术麻醉适应证

手术麻醉适应证指手术麻醉患者的生命安危取决于是否采用气管内插管，否则禁忌在全身麻醉下手术，包括：①全身麻醉颅内手术；②胸腔和心血管手术；③俯卧或坐位等特殊体位的全身麻醉手术；④ARDS患者全身麻醉手术；⑤呼吸

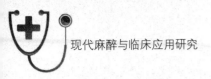

道难以保持通畅的患者（如颌面部、颈部、五官科等全身麻醉大手术，颈部肿瘤压迫气管患者，重度肥胖患者等）；⑥腹内压增高频繁呕吐（如肠梗阻）或饱胃的患者；⑦某些特殊麻醉，如并用降温术、控制性降血术等；⑧需用肌松药的全身麻醉手术；⑨简化麻醉管理也可选择气管内插管，如时间长于2h的任何全身麻醉手术以及颌面部、颈部和五官科等中小型全身麻醉手术等，这取决于麻醉医师个人技术经验和设备条件。

（2）危重病症

危重病症包括气道保护能力丧失如昏迷患者、严重呼吸功能障碍如无创处理无效的患者以及严重循环功能障碍如心搏骤停患者等。

2.禁忌证

①喉水肿、急性喉炎、喉头黏膜下血肿等在插管创伤时可引起严重出血，禁忌气管内插管，除非急救。

②呼吸道不全梗阻者有插管适应证，但禁忌全身麻醉快速诱导插管。并存出血性血液病（如血友病、血小板减少性紫癜症等）者，插管创伤易诱发喉头声门或气管黏膜下出血或血肿，继发呼吸道急性梗阻，因此宜列为相对禁忌证。主动脉瘤压迫气管者，插管可能导致动脉瘤破裂，宜列为相对禁忌证；如果需要施行气管内插管，动作需熟练、轻巧，避免意外创伤。鼻道不通畅如鼻咽部纤维血管瘤、鼻息肉或有反复鼻出血史者，禁忌经鼻气管内插管。麻醉者对插管基本知识未掌握、插管技术不熟练或插管设备不完善者，应列为相对禁忌证。

（二）气管内插管方法

1.明视经口气管内插管法

经口气管内插管是将气管导管通过口腔、咽腔与声门插入下呼吸道的气管内或支气管内而建立人工呼吸道的一种方法。它是临床上建立人工呼吸道中最基本、最普遍的操作技术。明视经口气管内插管法为麻醉科医师必须熟练掌握的一项基本技能，要求做到安全、正确、无损伤。

（1）插管前的准备

①气管导管的选择：成人与儿童气管导管的选择标准不同。

成人：男性一般需用内径为7.5～8.5mm的导管，女性需用内径为7.0～8.0mm的导管。

儿童：气管导管内径需根据年龄大小和发育状况来选择，也可利用公式做出初步估计，选择内径（mmID）=4.0+（年龄/4）的气管导管（适合1～12岁）。另外，需常规准备上下各一号的导管，根据具体情况再选定内径最适合的导管。值得注意的是，如果选择加强型气管导管，由于其外径粗于标准的气管导管，所以宜选择内径小约为0.5mm的导管。

②导管插入深度：是指从门齿至气管导管尖端的距离。成人导管插入深度一般女性为20～22cm，男性为22～24cm。1～12岁的儿童导管插入深度可根据年龄用公式估计，经口插管的深度（cm）=12+（年龄/2），并根据儿童发育状况适当调整插入深度。一般认为气管导管最佳深度为导管尖端位于气管的中部，成人一般在气管导管套囊过声门2～3cm即可。

（2）气管内插管操作

①预充氧：在给予麻醉药物之前，可紧闭面罩下以6L/min以上氧流量给患者平静呼吸3min以上或连续做4次以上深呼吸，即达到去氮预充氧的目的。

②全身麻醉诱导：常规地静脉注射插管剂量的镇静催眠药、镇痛药及肌松药，使患者达到神志消失、肌肉完全松弛、呼吸停止和镇痛良好的状态，同时在纯氧辅助/控制呼吸后，应用喉镜明视声门下施行气管内插管。必要时也可在清醒表麻下实施。

③气管内插管头位：插管前可调整手术台高度，使患者颜面与麻醉者胸骨剑突平齐，以便操作。患者平卧，利用软枕使患者头垫高约10cm，头部置于"嗅物位"的位置，肩部贴于手术台面，麻醉者用右手推患者前额，使寰枕关节部处于后伸位，以使上呼吸道口、咽、喉三轴线重叠成近似一条轴线，同时张口稍许，以利于弯型喉镜置入。如未张口，应用右手推下颌并用拇指拨开下唇，防止喉镜置入时下唇卷入损伤。

④气管内插管操作：包括喉镜显露声门和插入气管导管，以下详述常用的Macintosh弯型喉镜操作方法。

喉镜显露声门：显露声门是气管内插管术的关键步骤。左手持喉镜置入口腔前，用右手拇指将患者下唇推开，以免喉镜抬会厌时将下唇和舌尖夹垫于下切牙与喉镜片之间而引起损伤。用左手持喉镜沿口角右侧置入口腔，将舌体稍推向左

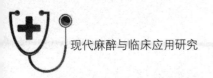

侧，喉镜片移至正中位，顺着舌背的弧度置入。在操作过程中，应动作轻柔，逐步暴露，首先暴露腭垂，继续深入可见会厌的边缘，镜片深至舌根与会厌交界处后，上提喉镜，即可看到声门裂隙。部分患者声门较高，在暴露过程中只能看到喉头而无法显露声门，此时可请助手在环状软骨处采用BURP手法下压，以利显露声门。在喉镜暴露的过程中，着力点应在喉镜片的顶端，并用"上提"喉镜的力量来达到显露声门的目的。切忌以上门齿作为喉镜片的着力支点，用"撬"的力量去显露声门，否则极易造成门齿脱落损伤。而直型喉镜片的着力点与弯型喉镜不同，在看到会厌边缘后应继续推进喉镜越过会厌的喉侧面，然后上提喉镜，以直接抬起会厌的方式显露声门。

由于存在口咽腔的解剖弧度与插管轨迹，经口腔喉镜直视下气管内插管一般直接利用导管的自然弯曲度进行，也可将金属管芯预先置入导管内，使导管塑成所需弯度，以便于插入气管内。

插入气管导管：右手以执笔式持气管导管，将导管前端对准声门后，轻柔地采用旋转推进的方法插入气管内，避免使用暴力。如果患者存在自主呼吸，则在患者吸气末声门外展最大位时顺势将导管轻柔地插过声门而进入气管，一旦进入声门，立即拔去管芯，推入导管进入声门。导管插入气管后，置入牙垫并小心退出喉镜，套囊充气。连接呼吸回路，进行试通气。确认导管位于气管内后，妥善固定导管。

2.明视经鼻气管内插管法

明视经鼻气管内插管是指先将气管导管前端插入鼻前庭，通过手感盲探将导管穿过下鼻道或总鼻道，再穿出后鼻孔进入咽腔，然后左手持喉镜从口腔暴露声门，直视下将导管插入气管内的方法。

（1）适应证

①为手术操作提供便利条件：如经口腔气管内插管会影响术野，或增加术者操作难度，如下颌骨骨折、口腔肿瘤等。

②需长期机械通气者：如呼吸功能不全需长期佩戴管行呼吸机治疗的清醒患者，经鼻插管较经口腔插管的耐受性好，且有利于张口、闭口运动和吞咽等。

（2）禁忌证

经鼻插管禁用于颅底骨折、广泛面部骨折、鼻腔不明原因出血、多发性鼻息肉、正在使用抗凝药、鼻腔闭锁、鼻咽纤维血管瘤、鼻骨骨折、菌血症倾向（如心脏置换或瓣膜病）以及全身出凝血障碍等患者。

（3）经鼻气管内插管的准备工作

①鼻腔准备：尽可能选择较通畅的一侧鼻侧实施操作。插管前两侧鼻腔务必应用黏膜血管收缩药与黏膜表面麻醉，一方面使鼻腔空间扩大，有利于置入直径较粗的导管，并降低插管摩擦阻力；另一方面可减少或避免黏膜损伤出血，还能减少或降低患者的不适和痛苦。

②气管导管的选择：成人选择ID6.0~7.0mm的气管导管，一般成年男性选择ID 6.5~7.0mm的导管，成年女性选择ID6.0~6.5mm的导管。专用的经鼻气管导管或尖端较软的气管导管可降低鼻腔损伤的风险。

③气管导管的润滑：将气管导管前端及气囊外侧涂抹润滑剂或2%利多卡因凝胶，以降低鼻腔沿途插入的阻力及损伤。

④其他设备：备好鼻腔插管钳、吸引器以及吸痰管，一旦鼻腔出血流向咽腔应及时吸出。

（4）操作方法

可在全身麻醉快速诱导后或清醒表麻下实施操作。患者头后仰，操作者右手持气管导管以与面部垂直的方向插入鼻腔，沿鼻底部经下鼻道出鼻后孔至咽腔。切忌将导管向头顶方向推进，以免引起严重的出血。此步骤应轻柔操作，遇到异常阻力时应停止，以避免损伤；遇阻力时轻柔旋转导管或改用较细导管或改用另一侧鼻腔。鼻翼至耳垂的距离相当于鼻孔至咽后腔的距离。当导管推进至咽腔后，用左手持喉镜置入口腔暴露会厌。当显露声门后，右手在鼻腔外握持气管导管继续前行，并调整管尖方向，以便对准声门，再顺势插入。窥视导管气囊根部已完全进入声门下2~3cm即可。若经调整后仍无法对准声门时，则可用插管钳经口夹住导管前端，将其送入气管内。目前有条件的单位一般均采用纤维支气管镜引导下实施该操作。

3.盲探经鼻气管内插管法

盲探经鼻气管内插管完全是靠手感和听诊气流声音进行的，并在其引导下逐渐接近声门而插入气管。本法适用于张口困难、颞颌关节强直、颈椎损伤和口颏颈胸部联合瘢痕形成使头颅无法后仰以及其他无法从口腔置入喉镜进行插管的患

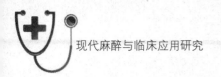

者。气管导管出后鼻孔之前的方法与明视经鼻插管法者相同，鼻腔盲探气管内插管要点是务必保留患者的自主呼吸，宜在较浅的全身麻醉下或采用清醒表麻下实施，一方面依靠自主呼吸气流引导插管；另一方面自主呼吸下能满足自身机体氧合需求，创造安全的插管条件。

根据导管内的呼吸气流声的强弱，来判断导管与声门之间的相对位置和距离。导管口越正对声门，气流声音越响；反之，越偏离声门，声音越轻或全无。操作者以右手握持导管的后端，左手托住患者头枕部，并侧耳倾听导管内的呼吸音，当右手将导管缓慢推进时，因导管尖端逐渐接近声门，呼吸音也随之增强，说明导管插入方向正确，待导管内可闻到最清晰的呼吸音时，导管尖端正在声门口处，应在患者吸气时将导管推进，使导管进入气管内。

导管推进过程中如果遇到阻力，同时呼吸气流声中断，提示导管前端已误入梨状窝，或进入舌根会厌间隙，将导管后退至呼吸音最强处，通过左右或上下移动头位来调节咽腔内导管尖端的方向，使管尖向声门处靠拢，并再次注意导管内气流声，一旦气流声顺畅，可迅速将导管插入气管内。如插管失败，可再次调整头位，并依据气流声继续尝试。

若导管插入一定深度仍无阻力，且导管内气流声音随导管逐渐推进而消失，说明导管直接误入食管。此时缓慢后退导管，至听到呼吸音最强时停止，说明导管尖端已退出食管而接近声门，然后使头过度后仰，颈椎前凸，必要时可将套囊充气，可使导管前端上抬，同时继续根据气流声将导管推进。

4.盲探经口气管内插管法

本法多采用清醒插管方式，最适用于部分张口障碍、呼吸道部分阻塞、颈项强直、颈椎骨折脱白、颈前瘢痕挛缩、喉结过高、颈项粗短或下颌退缩的患者，其基本方法有两种：鱼钩状导管盲探插管法和手指探触引导经口插管法。

（1）鱼钩状导管盲探插管法

插管前利用导管芯将气管导管弯成鱼钩状，经口插入，利用呼吸气流声做引导进行插管，方法与经鼻盲探插管者基本相同。本法成功的关键在良好的表面麻醉和恰如其分的导管弯度。

（2）手指探触引导经口插管法

术者运用左手食指插入口腔，通过探触会厌位置以作为插管引导。此法适用于多数插管困难病例。本法要求术者有一定长度的示指，同时需要完善的表面麻醉和患者的合作。

具体操作方法如下：①利用导管芯将气管导管弯成鱼钩状；②施行口咽喉头及气管黏膜表面麻醉；③患者取仰卧自然头位；术者站在患者右侧，面对患者；④嘱患者张口，牵出或伸出舌体，做深慢呼吸，并尽量放松颈部、口底和嚼肌肌肉；⑤术者用左手食指沿右口角后白齿间伸入口腔抵达舌根，探触会厌上缘，并尽可能将会厌拨向舌侧。如果术者示指不够长，则可改作轻柔按压舌根的手法；⑥用右手持导管插入口腔，在左手食指引导下对准声门，于深吸气之末插入声门。

5.逆行导引气管内插管法

（1）适应证

当经喉气管内插管失败，而声门未完全阻塞的情况下，可以施行逆行气管内插管术。可在清醒加药物镇静状态或全身麻醉状态下完成逆行导引经口或经鼻气管内插管。尽管其成功率较高，但无经验者操作费时，且创伤较大，患者较痛苦，有时还会遇到困难。因此，一般只是将它作为其他插管方法失败后的插管手段。

（2）操作方法

首先用导针行环甲膜穿刺，然后经导针往喉方向将细导引丝或细导引管（也可用硬膜外导管替代）置入气管，并通过咳嗽反射，使导丝逆行通过声门抵达口或鼻咽腔，再用小钩将它从口或鼻孔牵出，或用钳夹出口腔，顺导丝套入气管导管，顺势推入声门。若导管尖端受阻于前联合处而不能顺利通过，可适当放松导丝，旋转导管，轻柔地将导管送入声门。

（3）并发症

并发症包括插入导丝不成功、穿刺出血、血肿形成和气压伤等；其他潜在并发症与经皮环甲膜穿刺术和标准经喉气管内插管术相同。

（三）支气管内插管方法

随着胸腔手术的发展，要求术中将两肺隔离并能进行单肺通气。通常有三种器具可以为麻醉期间提供单肺通气：双腔气管导管、单腔支气管堵塞导管和单腔支气管导管。双腔气管内插管是大多数胸科手术患者首选的肺隔离技术。

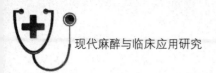

1.支气管内插管的适应证

（1）绝对适应证

绝对适应证包括：①防止患侧肺脓、血等污染健侧肺：健侧肺被脓、血污染可导致严重的肺不张、肺炎、脓毒血症甚至死亡；肿瘤或患侧肺切口所致出血可能导致健侧肺被淹；②支气管胸膜瘘、支气管胸膜皮肤瘘等病变妨碍健侧肺的通气；③巨大的单侧肺大疱或囊肿在正压通气时有破裂的危险，造成张力性气胸；④行单侧支气管肺泡灌洗的患者。在这些情况下，肺隔离能有效防范危险的发生。

（2）相对适应证

为使术侧肺萎陷，暴露手术野，方便手术操作，避免手术器械导致的肺损伤及改善气体交换等情况均是肺隔离的相对适应证。包括：胸主动脉瘤切除、肺叶切除（尤其是肺上叶）、胸腔镜检查、食管或脊柱手术以及一侧肺创伤手术等。

2.支气管内插管的禁忌证

对气道内存在沿双腔导管通路上有任何病变（如气道狭窄、肿瘤、气管支气管断裂等），或气道外存在压迫（如纵隔肿瘤、主动脉弓动脉瘤）时，均应列为禁忌。相对禁忌证有：①饱胃者；②疑有误吸高度危险者；③正在施行机械通气的危重患者（这类患者不能耐受因换管操作需要短暂停止机械通气的情况）；④估计不能在直视下完成气管内插管的插管困难病例；⑤证明左主支气管呈帐篷式抬高且与总气管呈90°以上角度者（这种情况不仅左主支气管内插管特别困难，且容易发生左主支气管损伤）。

3.支气管内插管的方法

（1）导管种类的选择

双腔气管导管内含两个腔，可分别为一侧肺通气。常用的双腔管包括Carlens双腔管和Robertshaw双腔管两种，Robertshaw双腔管更常用。

（2）导管侧别的选择

过去通常建议将双腔管的支气管端置入非手术侧，即右侧手术选择左侧双腔管，而左侧手术选择右侧双腔管，可增加双腔管位置正确的概率并减少其对手术的干扰。但因右侧主支气管长度较短，且右上肺支气管开口解剖变异很大，因此右侧双腔管的准确对位非常困难，在左侧胸内手术选择右侧双腔管时存在右上肺通气不足的危险。尽量选择左侧双腔管，只有当存在左侧双腔管禁忌时才选用右侧双腔管。左侧双腔管的禁忌证包括左主支气管狭窄、左主支气管内膜肿瘤、左主支气管断裂、气管外肿瘤压迫左主支气管及左主支气管分叉角度过大（至90°左右）等。

（3）导管型号的选择

选择的原则是使用最大适合型号的双腔管，可降低通气阻力并有利于吸痰操作及纤维支气管镜检查。双腔管的型号选择与患者的身高、体重有明显的相关性。目前，临床上一般成年男性用39Fr号、37Fr号；而成年女性用37Fr号，体格矮小者可用35Fr号。

（4）插管前准备

插管前首先检查双腔管的两个套囊是否漏气，连接管是否正确连接。使用水溶性润滑剂充分润滑导管前端及套囊，以减轻插管损伤并保护套囊免受牙齿划破。一般需将充分润滑的可弯曲硬质管芯插入长管腔内，使长管尖端塑形至符合患者咽喉部弯曲的弯度。

（5）插管操作

麻醉诱导及喉镜暴露与单腔管气管内插管相似。对于左侧双腔管，暴露声门后，将双腔管远端弯曲部分向前送入声门，当双腔管前段通过声门后，拔出管芯，轻柔地将双腔管向左侧旋转90°，继续送管至感到轻微阻力。置入导管的深度与患者身高之间具有高度的相关性。当双腔管到达正确位置时，身高170cm的患者的平均深度是29cm，身高每增加或减少10cm，导管的深度增加或减少1cm。但这只是经验判断，正确的位置判断有赖于仔细的听诊及纤维支气管镜检查。

（6）双腔管位置的确定

双腔管插入后，先充气主套囊，双肺通气，以确认导管位于气管内。然后充气支气管气囊，观察通气压力，听诊两侧呼吸音变化调整导管位置。先进行几次正压通气，双侧应均能听到清晰的呼吸音。若只能听到一侧呼吸音，则说明导管插入过深，两侧导管开口均进入了一侧主支气管。若一侧肺尖听不到呼吸音，则表明双腔管过深阻塞了上叶支气管开口。此时应松开套囊，每次将双腔管退出1~2cm，直至双肺闻及清晰的呼吸音。当双腔管到达正确位置后，夹闭一侧连接管，夹闭侧胸廓无运动，也听不到呼吸音，而对侧可见明显的胸廓运动并可闻及清晰的呼吸音，此时打开夹闭侧管腔帽时，应无气体漏出。

当临床征象判断双腔管位置不正常时，以左侧双腔管为例，存在三种情况：

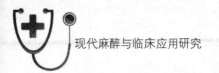

①插入过浅，两侧导管均在气管内；②插入过深，两侧导管均进入左主支气管；③也是插入过深，但两侧导管（至少是左侧管）进入右主支气管。当右侧导管夹闭时，如果左侧管过深进入左主支气管，则仅能闻及左侧呼吸音，若进入右主支气管，仅右肺可闻及呼吸音。若插入过浅，则两侧肺均能闻及呼吸音。在上述三种情况，若夹闭左侧管并将支气管套囊充气，则支气管套囊会阻塞右侧管的通气，造成两肺呼吸音全部消失或非常低沉。此时若将支气管套囊放气，则双腔管进入左肺过深时，仅能在左侧闻及呼吸音；若左侧管过深进入右侧管，则仅能在右侧闻及呼吸音；若双腔管插入过浅时，双肺均能闻及呼吸音。即使插管后双腔管对位良好，但因咳嗽、改变体位和（或）头位及手术操作影响等因素均可导致双腔管移位，故在围手术期当气道压力或患者的氧合状况发生变化时，均应确认双腔管的位置。使用纤维支气管镜定位是最可靠的方法。

4.支气管内插管的潜在并发症

（1）通气/灌注比失调

施行支气管内插管最常见的并发症为低氧血症。动脉血氧饱和度下降可能有：①右上肺支气管开口被堵塞引起；②可能与单肺通气继发通气血流比失调有关，原先双肺通气量进入单侧肺，易致通气过多而相对血流不足，因而肺分流增加。解决的方法是增加FiO_2达到1.0，同时降低潮气量和增加通气频率（借以保持相同的分钟通气量）；③可能与应用挥发性麻醉药有关，后者可抑制低氧性肺血管收缩（HPV），引起未通气侧肺血管扩张，同样引起肺分流量增加。解决的方法是尽量降低挥发性麻醉药的吸入浓度（IMAC以下）或停用，改用静脉麻醉药。在单肺通气中，通气侧肺吸入$FiO_2=1.0$；非通气侧肺用纯氧充气，并保持$5cmH_2OcPAP$，则持续性低氧血症并不多见。

（2）导管位置不正确

最常见的原因是导管选择过长，以致插入主支气管太深，可出现气道阻塞、肺不张、肺膨隆不能和萎陷、氧饱和度降低。导管选择过粗则不能插入主支气管也可引起导管位置不正确。解决方法：选择适合的导管，应用纤维支气管镜引导插管。

（3）气管支气管破裂

气管支气管破裂是一个危险的并发症，与操作者缺乏经验、探条的应用不恰当、反复粗暴试插、存在气管支气管异常、气管导管或支气管导管套囊过度膨胀、手术缝合致拔管困难、手术切断导管前端以及组织脆变等因素有关。对气管支气管破裂的确诊可能存在一定的困难，临床征象多数仅为缓慢进行性的出血、发绀、皮下气肿、气胸或肺顺应性改变，有时难以据此做出明确的诊断。对该并发症应从预防着手：讲究探条的质量；支气管导管套囊充气不超过2~3mL；移动患者体位或头位时，应先放出套囊气体；在处理和切断支气管前，应先放出套囊气体，仔细稍稍退出导管的位置；手术结束拔管十分容易，拔管无须用暴力，拔管后应检查支气管导管的完整性等。

（4）其他并发症

其他并发症包括损伤性喉炎、肺动脉流出道阻塞所致的心搏骤停、肺动脉缝线误缝于双腔管壁等。拔管期可发生轻微出血、黏膜瘀斑、杓状软骨脱白、喉头和声带损伤，偶尔可发生断牙等。

二、拔管术

气管拔管是麻醉过程中的一个高危阶段。尽管拔管时各种并发症发生的概率很低，但是确实有不少致伤或致死的情况发生。因此要求所有的拔管操作均应在麻醉科主治医师或主治医师以上人员指导下进行。拔除气管导管前应具备下列条件：①拔管前必须先吸尽残留于口、鼻、咽喉和气管内分泌物，拔管后应继续吸尽口咽腔内的分泌物；②肌肉松弛药的残余作用已经被满意地逆转；③咳嗽、吞咽反射活跃，自主呼吸气体交换量恢复正常。气管拔管主要分为如下几个步骤：①拔管计划；②拔管准备；③拔管操作；④拔管后监护。

（一）拔管计划

拔管计划应该在麻醉诱导前制定，并于拔管前时刻保持关注。该计划包括对气道和危险因素的评估。大体上气管拔管分为"低危"和"高危"两大类，又可分为清醒拔管或深麻醉下拔管两种方法。

1."低危"拔管

常规拔管操作即可。患者气道在诱导期间并无特殊，整个手术过程中气道也未发生变化，也不存在某些危险因素。

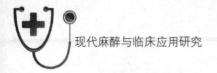

2. "高危" 拔管

"高危" 患者的拔管应该在手术室内或ICU执行。拔管时常存在一些潜在的并发症风险。这些危险因素包括：

（1）预先存在的困难气道

诱导期间可预料的或不可预料的，以及手术过程中可能会加剧的困难气道。包括肥胖、阻塞性睡眠暂停综合征以及饱胃的患者。

（2）围手术期间气道恶化

诱导时气道正常，但是围手术期发生变化。例如，解剖结构的改变、出血、血肿、手术或创伤导致的水肿以及其他非手术因素。

（3）气道受限

诱导时气道通畅，但是在手术结束时受限。例如，与外科共用气道、头部或颈部活动受限（下颌骨金属丝固定、植入物固定、颈椎固定）。

（4）其他危险因素

患者的整体情况也需要引起关注，其可能使拔管过程变得复杂，甚至延迟拔管，包括呼吸功能受损、循环系统不稳定、神经或神经肌肉接头功能受损、低温或高温、凝血功能障碍、酸碱失衡以及电解质紊乱。

（二）拔管准备

拔管准备是评估气道和全身情况的最佳时机，并为成功拔管提供最佳条件。

1.评价并优化气道情况

手术结束拔管前需要重新评估并优化气道情况，并制定拔管失败情况下的补救措施以及重新插管计划。评估按照以下逻辑顺序实施。

（1）上呼吸道

拔管后会出现上呼吸道梗阻的可能性，故拔管前需要考虑面罩通气模式的可行性。水肿、出血、血凝块、外伤或气道扭曲都可以通过直接或间接喉镜发现。但是，必须意识到，气管内插管情况下直接喉镜的检查结果可能过于乐观，而且气道水肿的发展可能极为迅速，造成严重的上呼吸道梗阻。

（2）喉

套囊放气试验可以用来评估声门下口径。以套囊放气后可听到明显的漏气声为标准，如果在合适的导管型号下听不到漏气的声音，常常需要推迟拔管。如果有临床症状提示存在气道水肿，那么即便套囊放气后能听到声音，也需要警惕。

（3）下呼吸道

下呼吸道因素也会限制拔管的实施。例如下呼吸道外伤、水肿、感染以及分泌物等。如果术中氧合不满意，胸片可以用来排除支气管内插管、肺炎、肺气肿或其他肺疾病。

（4）胃胀气

胃胀气可能会压迫膈肌，影响呼吸。在实施了面罩或声门上高压的通气，需要经鼻或口胃管减压。

2.评估并优化患者的一般情况

拔管前，肌肉松弛药的作用必须被完全拮抗，以最大限度地保证足够的通气并使患者的气道保护性反射重新恢复，便于排出气道的分泌物。维持血流动力学稳定及适当的有效循环血量，患者的体温、电解质、酸碱平衡及凝血功能保持正常并提供良好的术后镇痛。

3.评估并优化拔管的物资准备

拔管操作与气管内插管具有同样的风险，所以在拔管时应准备与插管时相同水平的监护、设备及助手。另外，与外科医师及手术团队的充分沟通也是拔管安全的重要保障。

（三）拔管操作

1.拔管需要注意的问题

所有的拔管操作都应该尽量避免干扰肺通气。以下问题对于"低危"拔管和"高危"拔管均需要注意。

（1）建立氧储备

拔管前，建立充分的氧储备，主要用于维持呼吸暂停时机体的氧摄取。因此，在拔管前推荐纯氧吸入。

（2）体位

没有证据表明某一种体位适合所有的患者。目前主要倾向于抬头仰卧位（头

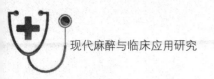

高脚低位）或半侧卧位。抬头仰卧位尤其适用于肥胖患者，因为在呼吸力学上来说，它具有优势，并且方便气道的管理。左侧卧头低位在传统上主要用于饱胃患者。

（3）吸引

口咽部非直视下吸引可能会引起软组织损伤，理想情况应该在足够麻醉深度下使用喉镜辅助吸引，特别是口咽部存在分泌物、血液及手术碎片污染的患者。对于气道内存在血液的患者，因存在凝血块阻塞气道的可能性，吸引时应更加小心。进行下呼吸道吸引时，可使用细的支气管内吸痰管（并发胃管减压）。

（4）肺复张手法

患者在麻醉后会出现肺不张。保持一定的呼末正压（PEEP）及肺活量呼吸等肺复张手法可暂时性地改善肺不张的发生，但对术后改善肺不张的情况益处不大。在吸气高峰时（给予一次正压充气后）同时放松气管导管套囊并随着发生的正压呼气拔出气管导管可产生一个正压的呼气，有利于分泌物的排出，并减少喉痉挛和屏气的发生率。

（5）牙垫

牙垫能防止麻醉中患者咬合气管导管导致气道梗阻。在气管导管阻塞的情况下，用力通气而形成的高气道负压会迅速导致肺水肿。一旦发生咬合，应迅速将气管导管或喉罩套囊放气，因气体可从导管周围流入，避免了气道内极度负压的产生，还可能会防止梗阻后肺水肿的发生。

（6）拔管时机

为避免气道刺激，一般来说，气管拔管可以分为清醒拔管或深麻醉下拔管。清醒拔管总体上来说更安全，患者的气道反射和自主呼吸已经恢复。深麻醉拔管能减少呛咳以及血流动力学的波动，但会增加上呼吸道梗阻的风险。深麻醉拔管是一种更高级的技术应该用于气道容易管理的患者，并且不增加误吸危险。

2."低危"拔管

尽管所有的拔管都有风险，但是对于那些再次插管没有困难的患者，可以常规进行拔管。"低危"患者可选择在清醒或深麻醉下拔管。

（1）"低危"患者的清醒拔管步骤

①纯氧吸入；②使用吸引装置清除口咽部分泌物，最好在直视下操作；③插入牙垫，防止气管导管梗阻；④摆放合适的体位；⑤拮抗残余的肌松作用；⑥

保证自主呼吸规律并达到足够的分钟通气量；⑦意识清醒，能睁眼并遵循指令；⑧减少头部和颈部的运动；⑨正压通气下，松套囊，拔管；⑩提供纯氧呼吸回路，确保呼吸通畅且充分；⑪持续面罩给氧，直到完全恢复。

（2）"低危"患者的深麻醉拔管步骤

①确保不再存在其他手术刺激；②保证能耐受机械通气的镇痛强度；③纯氧吸入；④使用挥发性吸入药或者全凭静脉麻醉来保证足够麻醉深度；⑤摆放合适的体位；⑥使用吸引装置清除口咽部分泌物，最好在直视下操作；⑦松套囊，任何的咳嗽或呼吸形式改变均应加深麻醉；⑧正压通气下，拔除导管；⑨再次确认呼吸道通畅且通气量满足要求；⑩使用简单的气道设备如口咽或鼻咽通气管保持气道通畅，直至患者清醒；⑪持续面罩给氧，直到完全恢复；⑫继续监测，直至患者清醒且自主呼吸恢复。

3. "高危"患者拔管

"高危"患者拔管主要用于已证实存在气道或全身危险因素的，以致无法保证拔管后维持充分自主通气时。关键问题是：拔管后患者是否安全？是否应该保持气管内插管状态？如果考虑能安全拔管，那么清醒拔管或其他高阶技术可以克服绝大多数"高危"拔管的困难。任何技术都可能存在风险，熟练程度和经验至关重要；如果考虑无法安全拔管，应该延迟拔管或者实施气管切开。

（1）清醒拔管

"高危"患者的清醒拔管在技术上同"低危"患者没有差别，而且适用于绝大多数的高危患者，例如存在误吸风险、肥胖以及绝大多数困难气道的患者。

（2）延迟拔管

当气道危险十分严重时，延迟拔管可以作为一种选择。某些情况下推迟数小时，甚至数日，以待气道水肿消失后再拔管是最合适的选择，可增加拔管成功概率及患者安全性。

（3）气管切开

当气道预先已经存在某些问题而有相当大风险时，应当考虑气管切开。这取决于手术的类型，或者肿瘤、肿物、水肿和出血对气道的影响程度。麻醉医师应该与外科医师共同讨论，主要依据以下四点：①手术后气道受累情况；②术后气道恶化的概率；③重建气道的可能性；④显著气道危险可能的持续时间。气管切

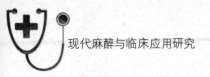

开减少了长期使用气管导管造成声门损伤的危险，尤其当患者发生喉头水肿或者气道问题短期内无法解决时。

（四）拔管后监护

拔管后可能导致生命危险的并发症并不只局限即刻发生于气管拔管后，拔管后应该加强管理、监测，注意以下几方面问题。

1.人员配置和交流

患者气道反射恢复、生理情况稳定前需要经培训人员的持续护理，比例最好是1∶1，并且恢复室内不得少于两人。保证随时能联系到有经验的麻醉医师，交流亦十分重要。手术结束时，手术医师与麻醉医师应就恢复期的关注点进行交流。回恢复室或ICU时，必须保证清楚的口头交接或书面交接。

2.监测和危险信号

术后监测包括意识、呼吸频率、心率、血压、末梢血氧饱和度、体温和疼痛程度。使用特制的CO_2监测面罩能早期发现气道梗阻。脉搏血氧饱和度并不适合作为通气监测的唯一指标，它容易受到周围环境的影响。危险信号包括一些早期气道问题和手术问题的征象，如喘鸣、阻塞性通气症状和躁动常提示气道问题，而引流量、游离皮瓣血供、气道出血和血肿形成常提示手术方面的问题。

3.设备

困难气道抢救车应该随手可得，配置标准监护仪和CO_2监护设备。

4.转运

存在气道风险的患者运送至恢复室或ICU时，途中应由有经验的麻醉医师与手术医师护送。

5.危险气道患者的呼吸道管理

存在气道危险的患者应该给予湿化的氧气，同时监测呼气末CO_2。鼓励患者深吸气或者咳出分泌物，阻塞性睡眠呼吸暂停综合征患者最好保留气管导管进入

ICU监护。术后第一个24h内，应高度警惕创面的出血和呼吸道的梗阻，术后第2天拔管是较安全的选择。拔管后，鼻咽通气管可改善上呼吸道梗阻；头高位或半坐位能减轻膈肌上抬所致功能余气量降低；皮质激素能减轻气道损伤所致的炎症性水肿，但是对于颈部血肿等机械性梗阻无效。

第二节　复合麻醉技术

一、复合麻醉技术的分类

狭义的复合麻醉曾经又被称为平衡麻醉，是指在同一麻醉过程中为了达到理想的麻醉状态而同时或先后使用两种或两种以上的麻醉药物。复合麻醉与联合麻醉不同，后者是指在同一麻醉过程中同时或先后采用两种或两种以上的麻醉技术。广义的复合麻醉包括狭义的复合麻醉和联合麻醉的定义，即在同一麻醉过程中，为了达到满意的麻醉效果而同时或先后使用两种或两种以上的麻醉药物或（和）麻醉技术，最常见的有吸入与静脉复合全身麻醉、局部麻醉复合全身麻醉以及不同局部麻醉的复合。

（一）复合局部麻醉技术

利用不同局部麻醉技术的优点，可形成多种不同的复合方式，临床常见的不同局部麻醉技术的复合包括：①蛛网膜下隙–硬膜外隙联合麻醉（combined spinal–epidural anesthesia，CSEA）：主要用于膈肌平面以下部位的手术，其中以下腹部、下肢、盆腔、会阴部手术为主。②硬脊膜外腔复合区域神经阻滞麻醉：多用于手术引起内脏牵拉反射或硬脊膜外腔麻醉效果不佳时的辅助方法。例如硬膜外阻滞下行胆囊切除术，出现严重的胆心反射时，联合胆囊颈部的局部浸润麻醉；硬膜外麻醉下，妇科子宫颈操作时出现迷走反射时，联合阴部神经阻滞等。③硬脊膜外腔复合局部浸润麻醉：多用于硬脊膜外腔阻滞麻醉不够完善或尚未完全显效时，或患者病情危重而又不宜在硬膜外腔内注入足够剂量的局麻药时使用。④神经阻滞麻醉复合表面麻醉；常见于眼科麻醉。⑤神经阻滞复合区域阻滞麻醉：例如上肢手术行臂丛阻滞效果欠佳时，可联合区域阻滞。

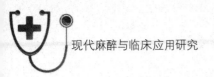
（二）局部麻醉复合全身麻醉技术

局部麻醉根据局麻药作用的周围神经范围，分为表面麻醉、局部浸润麻醉、区域阻滞、椎管内阻滞，根据需要，静脉或吸入全身麻醉可以单独或联合与这些非全身麻醉方法复合，形成连续硬膜外麻醉与静吸复合麻醉复合、连续硬膜外麻醉与静脉全身麻醉复合、连续硬膜外麻醉与吸入全身麻醉复合、神经阻滞与吸入全身麻醉复合、神经阻滞与静脉全身麻醉复合等多种麻醉方法，临床上最常见的是硬膜外麻醉与全身麻醉复合。

（三）静吸复合全身麻醉技术

根据诱导和维持时使用的麻醉方法，可分为静脉麻醉诱导、吸入麻醉维持，吸入麻醉诱导、静脉麻醉维持，静脉麻醉诱导、静吸复合麻醉维持；静吸复合诱导、静吸复合维持等多种方法。临床上常用静脉麻醉诱导、静吸复合麻醉或吸入麻醉维持。随着吸入麻醉药物的进步，吸入麻醉诱导或复合麻醉诱导的使用也在日益增多。

二、复合麻醉的应用原则

复合麻醉的优点突出，其发展是现代麻醉向理想麻醉迈进的重要方式。但如前所述，各种麻醉药物、麻醉方法的复合也使麻醉本身更趋复杂化，应用不当将会导致严重后果，因此，在实施过程中应遵循一定的原则。

（一）优化复合麻醉方法

不同的麻醉方法具有各自的优缺点，不同麻醉方法复合目的就是使之相互补充，弥补各自的不足从而使麻醉效果更加完善。手术部位、手术创伤大小、患者全身情况、外科方面的要求、患者的要求等是不同麻醉方法以何种方法为主进行复合选择依据。

（二）合理选用麻醉药物和剂量

复合麻醉常常涉及多种麻醉药物，而各种药物具有不同的药代动力学和药效动力学，药物之间又存在比较复杂的相互作用关系。在选用复合麻醉药物时，首先要深刻了解每一种药物的药理学特点，并充分考虑到药物间的协同、相加、拮抗作用以及配伍禁忌，根据患者的病理生理情况和手术的要求选择麻醉药物的种类和剂量。

（三）优化复合用药

复合药物的种数越多，药物之间的相互作用越复杂，对机体的影响就越难以预料，不良反应的可能性也越高，并且在这种情况下，临床表现不典型，将增加判断和处理的困难，影响复合麻醉的安全性和可控性，从而相对增加患者围手术期间的危险性。在满足手术需要的前提下，原则上应尽量减少用药的种类，避免用药杂乱无章。

（四）准确判断麻醉深度

麻醉深度的分期由于复合用药而缺乏肯定的标志，特别是在复合全身麻醉需要肌松药物作用的情况下更难以判断。因此应根据药物的药动学、药物之间的影响规律，以及循环、脑电的变化情况判断麻醉深度，合理使用麻醉药物，尽可能避免麻醉过深或过浅而由此对患者造成的不利影响。有条件的可以进行药物浓度监测。

（五）加强麻醉管理

复合麻醉可充分利用不同麻醉方法和药物的优点，减少药物的用量，减少不良反应，但复合麻醉时，不同的麻醉方法会引起不同的生理改变，多种麻醉药物的使用更增加了药物代谢的复杂性。药物间的相互作用和影响，可能使药物代谢规律发生改变，甚至出现意外的药物不良反应或累加不良反应。因此应做好麻醉前准备，注重麻醉期间的监护和管理，及时发现问题并予以适当处理，否则可能导致严重后果。

（六）坚持个体化原则

复合麻醉用药复杂，同时可能使用多种麻醉方法，而每位患者的具体情况又不同，所以在实际应用中必须坚持个体化原则，应根据手术部位、创伤大小、患者精神状况、全身一般情况、外科方面的要求等合理选用复合麻醉方式。

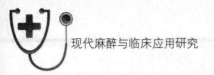

三、局部麻醉方法的复合

腰硬联合麻醉（CSEA）具有蛛网膜下隙阻滞和硬膜外间隙阻滞的双重特点，既有蛛网膜下隙阻滞起效快、阻滞效果好的优点，也可通过硬膜外置管提供长时间手术麻醉及术后镇痛。

CSEA适用于下腹部的普外科和泌尿外科手术、髋关节手术、下肢手术、妇产科手术、肛门会阴部手术和术后镇痛。硬膜外间隙穿刺部位感染，或全身严重感染的患者不能应用CSEA。活动性凝血障碍不能使用CSEA。高血压、低血容量和心血管疾病患者应该避免应用CSEA。脊髓损伤、缺血或炎症的患者不宜使用CSEA。

CSEA有单点穿刺法和两点穿刺法。单点穿刺法多选择在L_{2-3}或L_{3-4}间隙穿刺，先用硬膜外间隙穿刺针进行硬膜外间隙穿刺，进入硬膜外间隙后，使用专用的蛛网膜下隙穿刺针通过硬膜外间隙穿刺针，刺破硬脊膜进入蛛网膜下隙，并注入局麻药物，退出蛛网膜下隙穿刺针后经硬膜外穿刺针进行硬膜外置管。两点穿刺法则是根据手术部位不同来选择某一间隙实施硬膜外间隙穿刺置管，然后选择L_{2-3}或L_{3-4}间隙穿刺实施CSEA，方法与单点法相同。

第三节　吸入全身麻醉技术

一、吸入麻醉方式及影响因素

（一）吸入麻醉方式的分类

1.按照流量分类

（1）低流量吸入麻醉

低流量麻醉是指新鲜气流量小于分钟通气量的一半，一般小于2L/min。由于该法能减少麻醉药的用量并可得到较好的麻醉效果，故目前临床常用。但仅在半紧闭式和紧闭式两种方式下，且有CO_2吸收装置时方能应用低流量吸入麻醉。

（2）高流量吸入麻醉

新鲜气流量通常大于4L/min，虽可保证吸入麻醉药浓度的稳定，但由于对环境污染重，耗费大，故目前少用。

2.按照使用的回路分类

（1）开放式

开放式回路为最早，亦是最简单的麻醉回路。系统与患者之间无连接，不增加气道阻力，无效腔小，可适用于婴幼儿。但由于需要较大的新鲜气流，且无密闭性，对空气的污染严重，不能实行控制呼吸，现已不用。

（2）半开放式

半开放式为部分气体重复吸入，经典的回路为Mapleson系统。如前所述，以Bain回路应用最为广泛，新鲜气流量达到分钟通气量的2倍能完全避免CO_2重复吸入，行控制/辅助呼吸时，其效率在五个系统中为最高。

（3）紧闭式

紧闭回路中新鲜气体流量等于患者体内耗氧量，可视为一种定量麻醉，麻醉中可精确计算出所需补充的各种气体流量。呼出气体全部通过CO_2吸收罐，然后混合新鲜气流再全部重复吸入，但一般不宜用于婴幼儿。

（4）半紧闭式

本方式的特点是一部分呼出气体通过逸气阀排出回路，另一部分通过CO_2吸收罐后与新鲜气流混合被重复吸入。由于此方式浪费药物，并污染空气，如气流量过小及吸入氧浓度不高时可引起缺氧，现已少用。

（二）影响因素

1.CO_2吸收

（1）回路的设置

麻醉回路的设置为CO_2重复吸入程度的关键性因素，在使用回路进行不同手术的麻醉时，尤其是各个不同年龄阶段，需首先考虑CO_2重复吸入程度对患者生理的影响。

（2）CO_2吸收罐

一般麻醉机中CO_2吸收罐内为碱石灰，分为钠、钙与钡石灰，在吸收CO_2过程中发生化学反应，以将其清除。吸收剂的湿度、效能、颗粒的大小、吸收罐的

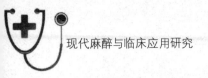

泄漏等因素均可影响CO_2的吸收。

2.新鲜气流量

在各种通气方式中，对新鲜气流量大小的要求不一，欲达到不同重复吸收程度，首先须调整新鲜气流量。同时，为按需调控诱导与苏醒速度，在通气过程中也可调整新鲜气流量。

3.呼吸回路

（1）完整性

呼吸回路的完整性是防止出现意外的首要条件，由于系统中均存在多个接头以及控制装置，而接头的脱落常可造成严重的医疗意外，故一般麻醉机均配有监测回路是否完整的装置，但麻醉科医师的观测及检查更为重要，对呼吸次数与胸廓起伏度的观察最为直接，此外尚需结合其生命体征的实时监测结果。

（2）通畅性

回路中有多个活瓣，在其出现堵塞时，可出现张力性气胸、气压伤等严重情况，亦导致CO_2不断被重复吸入。

二、吸入麻醉的实施

（一）吸入麻醉的诱导

1.良好的麻醉诱导要求

①用药简单无不良反应。②生命体征平稳。③具有良好的顺行性遗忘、止痛完全、肌肉松弛。④内环境稳定、内分泌反应平稳。⑤利于麻醉维持等。

2.吸入麻醉的诱导方法

（1）慢诱导法

慢诱导法即递增吸入麻醉药浓度。具体实施：麻醉诱导前常规建立静脉通道；将面罩固定于患者的口鼻部，吸氧去氮后打开麻醉挥发罐，开始给予低浓度的吸入麻醉药，每隔一段时间缓慢增加全身麻醉药的浓度至所需麻醉深度，同时检测患者对外界刺激的反应。如果需要可插入口咽或鼻咽通气导管，以维持呼吸道通畅。浓度递增式慢诱导法可使麻醉诱导较平稳，但同时诱导时间延长，增加兴奋期出现意外的可能性。

（2）快诱导法

快诱导法即吸入高浓度麻醉药。具体实施：建立静脉通道，使用面罩吸纯氧去氮，然后吸入高浓度气体麻醉药，在患者意识丧失后可用呼吸气囊加压吸入麻醉气体，但压力不宜过高，避免发生急性胃扩张引发呕吐甚至导致误吸，直至达到所需麻醉深度。快速诱导中若使用高浓度、具有刺激性（如异氟醚）吸入麻醉药，可出现呛咳、分泌物异常增加以及喉痉挛等反应，伴有脉搏血氧饱和度（SpO_2）过性下降。

（3）诱导时间的长短

诱导时间的长短主要取决于新鲜气流的大小及不同个体对麻醉气体和氧的摄取率。起始阶段可因下列因素缩短。①适当大的新鲜气流以加速去氮及麻醉药的吸入。②选择合适的吸入麻醉药（对呼吸道刺激小、血/气分配系数低者）。③快速增加吸入麻醉药浓度，以加速其达到预定浓度。④逐步减少新鲜气流量。

（4）小儿吸入麻醉诱导

吸入麻醉药在小儿诱导中有避免肌肉及静脉注射时的哭闹，诱导平稳、迅速等优点；但在诱导过程中，由于小儿合作性差，故诱导时需特殊处理。

术前用药：可使小儿较容易接受面罩诱导，可保持患儿在安静状态下自主呼吸吸入麻醉药。

药物选择：七氟烷血/气分配系数低，诱导迅速，且无明显气道刺激性，气味较易被小儿接受，麻醉诱导迅速，是目前进行小儿吸入全身麻醉诱导的较佳选择。地氟烷血/气分配系数较七氟烷低，但对呼吸道有刺激性，单独诱导时容易发生呛咳，屏气，甚至喉痉挛。异氟烷对呼吸道刺激性最大，同样可引起呛咳，屏气，喉或支气管痉挛，不宜用于小儿麻醉诱导。恩氟烷与异氟烷是同分异构体，其为强效吸入全身麻醉药，对呼吸道刺激性较小且能扩张支气管，哮喘患儿亦可选择。但恩氟烷对呼吸、循环抑制程度较重，且高浓度下可诱发脑电图棘波，故诱导时应尽量避免。氟烷无刺激性，药效强，在早期常用于小儿诱导，但其血/气分配系数高，起效慢，且对器官存在毒性作用，故已少用。

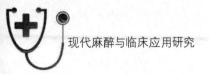

（二）吸入麻醉的维持和苏醒

1.吸入麻醉的维持

应注意吸入麻醉诱导与维持间的衔接，并力求平稳过渡。气管插管后立即给予肌松药，同时可吸入30%～50%N_2O及0.8～1.3MAC挥发性麻醉药。吸入麻醉期间应保持患者充分镇静、无痛、良好的肌松，遏制应激反应，血流动力学平稳。吸入麻醉药本身虽具有肌松作用，但为满足重大或特殊手术所需的良好肌松，如单纯加深吸入麻醉深度以求达到所需的肌松程度，可能导致麻醉过深、循环过度抑制。此时需静脉定时注射肌松药以维持适当肌松。挥发性麻醉药与非去极化肌松药合用时可产生协同作用，明显强化非去极化肌松药的阻滞效应，故二者合用时应适当减少肌松药的用量。

2.因人按需调控吸入麻醉深度

术中应根据术前用药剂量与种类及个体反应差异、患者基础情况、手术特点与术中对手术伤害性刺激的反应程度予以调控麻醉深度，维持平稳的麻醉需以熟练掌握麻醉药理学特性为基础，并充分了解手术操作步骤，能提前3～5min预测手术刺激强度，及时调整麻醉深度，满足手术要求。目前低流量吸入麻醉是维持麻醉的主要方法。在不改变患者分钟通气量时，深度麻醉的调控主要通过调节挥发罐浓度刻度和增加新鲜气流量。

3.吸入麻醉后苏醒

术毕应尽快促使患者苏醒，恢复自主呼吸及对刺激的反应，尤其呼吸道保护性反射，以达到拔除气管导管的要求。麻醉后恢复速度主要取决于麻醉药的溶解度。在麻醉后的恢复过程中，随着通气不断清除肺泡中的麻醉药，回到肺部的静脉血与肺泡之间可逐渐形成麻醉药分压梯度，此梯度驱使麻醉药进入肺泡，从而对抗通气使肺泡内麻醉药浓度降低的趋势。溶解度较低的吸入麻醉药如异氟烷，对抗通气清除麻醉药的作用比溶解度较高的氟烷更为有效，因为溶解度较高的氟烷在血液中的储存量更大，而在同一麻醉时间及分压下可有更多的异氟烷被转运回肺泡。肺泡内氟烷的分压下降速度较七氟烷慢，而后者又慢于地氟烷。吸入麻醉诱导及加深麻醉的速度亦受此特性的影响，其速度为地氟烷＞七氟烷＞异氟烷。吸入麻醉药的清除速度决定患者苏醒的快慢，因此目前常用吸入全身麻醉药在手术结束前大约15min关闭挥发罐，N_2O可在手术结束前5～10min停用。但此（15min）仅为相对的时间概念，需根据手术时间长短、年龄、性别、体质状况等个体差异灵活调整。手术结束后，应用高流量纯氧迅速冲洗呼吸回路内残余的吸入麻醉药。当肺泡内吸入麻醉药浓度降至0.4MAC（有报道为0.5MAC或0.58MAC）时，约95%的患者可按医生指令睁眼，即MAC awakegs。吸入麻醉药洗出越快越彻底越有利于患者平稳的苏醒，过多的残留不仅可导致患者烦躁、呕吐、误吸，且抑制呼吸。在洗出吸入性麻醉药时，静脉可辅助给予：①镇痛药（如氟比洛酚脂）等，以增加患者对气管导管的耐受性，有利于尽早排除吸入麻醉药，减轻拔管时的应激反应；②5-HT_3受体拮抗剂（如恩丹西酮和阿扎西琼），防止胃内容物反流；③肾上腺素能受体阻断剂和选择性$β_2$受体拮抗剂（如美托洛尔、艾司洛尔），减轻应激反应所致的不良反应；④钙离子拮抗剂（如尼卡地平、硝苯地平、尼莫地平），改善冠脉循环、扩张支气管、抑制心动过速。力求全身麻醉患者苏醒过程安全、迅速、平稳、舒适，减少并发症及意外的发生。

三、紧闭回路吸入麻醉

（一）紧闭回路吸入麻醉的技术设备要求

紧闭回路麻醉为在紧闭环路下达到所需的麻醉深度，严格按照患者实际消耗的麻醉气体量及代谢消耗的氧气量予以补充，并维持适度麻醉深度的麻醉方法。

麻醉过程中整个系统与外界隔绝，麻醉药物由新鲜气体及重复吸入气体带入呼吸道，呼出气中的CO_2被碱石灰吸收，剩余气体被重复吸入，对技术设备要求如下。

1.专用挥发罐

挥发罐应能在＜200ml/min的流量下输出较精确的药物浓度，即便如此，麻醉诱导仍难以在短时间内达到所需肺泡浓度。因此，诱导时采用回路内注射给药或大新鲜气流量，以期在短时间内达到所需的肺泡浓度。

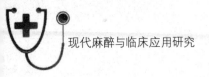

2.检测仪

配备必要的气体浓度监测仪，其采样量应小，且不破坏药物，并能将测量过的气样回输入回路。

3.呼吸机

只能应用折叠囊直立式呼吸机，使用中注意保持折叠囊充气适中，不宜过满或不足，以此观察回路内每次呼吸的气体容量。

4.流量计

流量计必须精确，以利于低流量输出。

5.CO_2及麻醉气体吸收器

确保碱石灰间隙容量大于患者的潮气量；同时碱石灰应保持湿润，过干不仅吸收CO_2效率降低，且可吸收大量挥发性麻醉药，在紧闭回路中配备高效麻醉气体吸附器，可在麻醉清醒过程中快速吸附麻醉气体，缩短患者清醒时间。

6.回路中避免使用橡胶制品

因橡胶能吸收挥发性麻醉药，可采用吸收较少的聚乙烯回路。回路及各连接处必须完全密闭。

计算机控制紧闭回路麻醉是在完全紧闭环路下以重要生命体征、挥发性麻醉药浓度及肌松程度为效应信息反馈控制麻醉药输入，以保证紧闭回路内一定的气体容积和挥发性麻醉药浓度，达到所需麻醉深度的一项技术，它的出现代表着吸入全身麻醉的发展方向。

（二）紧闭回路麻醉

紧闭回路麻醉通常需要补充三种气体，即O_2、N_2O和一种高效挥发性麻醉药，每种气体的补充均受不同因素影响。N_2O的补充相对可予以预测，部分原因是其吸入浓度一般不经常变动。溶解度很低（特别是在脂肪中）以及最易透皮丢失（丢失量稳定）的麻醉药在补充时同样可预测。

1.紧闭回路麻醉的实施

紧闭回路麻醉前，对患者实施充分吸氧去氮。此后每隔1～3h采用高流量半紧闭回路方式通气5min，以排除N_2及其他代谢废气，保持N_2O和O_2浓度的稳定。给药方法包括直接向呼吸回路注射液态挥发性麻醉药和依靠挥发罐蒸发两种。注射法给药可注射预充剂量，以便在较短的时间内使之达到诱导所需的麻醉药浓度，然后间隔补充单位剂量维持回路内麻醉药挥发气浓度。采用注射泵持续泵注液态挥发性麻醉药可避免间隔给药产生的浓度波动，使吸入麻醉如同持续静脉输注麻醉。以挥发罐方式给药仅适合于麻醉的维持阶段。而在诱导时应使用常规方法和气体流量，不仅有利于吸氧去氮，且加快了麻醉药的摄取。

2.紧闭回路麻醉应注意的问题

①在使用N_2O时，应监测O_2浓度、血氧饱和度、PCO_2以及麻醉气体的吸入和呼出浓度，及时检查并更换CO_2吸附剂，如发现缺氧和CO_2蓄积应及时纠正。②确保气体回路无漏气。③气体流量计要准确。④密切注意观察呼吸囊的膨胀程度，调节气流量，使气囊膨胀程度保持基本不变，不必机械地按计算给药。⑤如有意外立即转为半开放式麻醉。

第四节　神经阻滞技术

一、颈丛阻滞技术

（一）解剖学基础

每个颈神经均分为前支和后支，后支向后行走，支配颈部和头后面的肌肉及皮肤。颈丛是由C_{1-4}神经的前支构成，位于肩胛提肌和中斜角肌的前方、第1～4颈椎的前外侧和胸锁乳突肌的深面。颈丛支配颈深部和浅部结构，其中C_1神经为纯运动神经，支配枕下三角区肌肉的运动，没有支配皮肤的感觉分支。颈部皮肤的感觉是由C_2-神经前支和后支的皮支以连续皮肤节段形式支配。

颈丛的皮支（枕小神经、耳大神经、颈横神经和锁骨上神经）是从胸锁乳突肌后方的深筋膜穿出，分布在颈部和头部后面的皮肤。枕小神经（C_2、C_3）沿

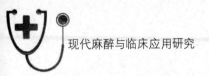

胸锁乳突肌后缘上行，并发出皮脂分布在颈部上外侧、耳郭上端和枕部的皮肤。耳大神经（C_2、C_3）是沿胸锁乳突肌的后缘向前上方走行，继之分为前、后两支，前支司理面部后下部分皮肤的感觉，后支司理乳突上部和耳郭下端皮肤的感觉。颈横神经（C_2、C_3）是从颈外静脉下方穿出向前走行，司理下颌骨至胸骨之间颈部前外侧部分皮肤的感觉。锁骨上神经（C_3、C_4）也是从胸锁乳突肌后缘走出，然后向外下方走行，司理颈下区至肩锁关节以及第2肋骨以上胸前区皮肤的感觉。

颈丛的深支主要为运动神经，支配颈部深层的肌肉以及肩胛提肌、舌骨下肌和膈肌。但颈丛的深支也可传递浅感觉和深部组织（肌肉、骨骼和关节）的本体感觉。其中C_1神经前支的部分纤维伴随舌下神经走行，然后在颈动脉鞘的前面离开舌下神经下降为颈襻上根，C_2、C_3神经前支的纤维经过联合发出降支，称为颈襻下根。上、下根半环状软骨弓高度，在颈动脉鞘浅面合成颈襻，由颈襻发出分支支配舌骨下肌群的上、下部，所以在甲状腺手术需要切断舌骨下肌时，大多选在该肌的中分进行，以免损伤神经。

（二）适应证

1.手术麻醉

软组织探查和活体组织检查，同侧甲状腺和甲状旁腺手术，颈动脉内膜剥脱术。

2.疼痛治疗

颈丛分布区疼痛性疾病的诊断和治疗。

（三）阻滞操作技术

首先实施颈浅丛阻滞，以减轻颈深丛阻滞操作所致的患者不适。

1.颈浅丛阻滞技术

患者的头部伸展和颈部屈曲，头转向阻滞侧的对侧。操作者用触摸定位手的手指绷紧颈部的皮肤，以显露胸锁乳突肌后缘。从乳突到第6颈椎横突结节画一条直线，将穿刺进针点标记在该连线的中点，此乃颈浅丛在胸锁乳突肌后缘后方发出分支的交汇点。

在皮肤消毒之后，采用25号穿刺针在进针点做局部麻醉药皮丘，然后将穿刺针垂直刺入皮下组织内2~3cm。在回抽试验无血和脑脊液后，将穿刺针沿胸锁乳突肌后缘在上、下方向进行调整实施"扇形"浸润注射，浸润注射的范围是进针点上方和下方2~3cm。所需的局部麻醉药液用量为10~20mL，每次调整穿刺进针方向后注射局部麻醉药液3~5mL。

2.颈深丛阻滞技术

患者的体位同颈浅丛阻滞。在乳突尖至C_6颈椎横突之间做第1条连线，C_6颈椎横突是位于环状软骨上缘的水平线上。在第1条连线后方1cm处做第2条平行线，在该平行线上，C_2颈椎横突位于乳突下方2cm处，C_3颈椎横突位于C_2颈椎横突下方1.5cm处；C_4颈椎横突位于C_3颈椎横突下方1.5cm处。采用记号笔在相对应的皮肤穿刺进针部位做标记。

采用22号穿刺针，分别自第2、第3、第4颈椎横突水平垂直于皮肤刺入穿刺针，然后向内和向尾侧方向推进穿刺针，直至穿刺针前端触及颈椎横突的骨质。向尾侧方向进针的目的是防止穿刺针不慎进入椎间孔引起硬脊膜外间隙阻滞或蛛网膜下隙阻滞。当穿刺针触及颈椎横突时，常常可诱发出异感或获得刺破椎前筋膜的明显落空感。如果穿刺针是处于正确位置，在无支持的情况下，其仍可保持与皮肤相垂直的位置。在回抽试验无血和脑脊液后，在3个穿刺进针点分别注入局部麻醉药液2~4mL，一般可获得满意的麻醉效果。颈丛阻滞成功后可实施单侧颈部手术。

由于颈部的椎旁间隙相互沟通，所以局部麻醉药液可相当容易地扩散到相邻的区域。因此在一个部位（C_3或C_4颈椎横突）注入大容量（6~8mL）的局部麻醉药液常常即可获得完善的颈深丛阻滞效果。在注射药物的过程中，可用手指按压C_3颈椎横突，以防止局部麻醉药液向尾侧扩散导致不必要的臂丛阻滞。

（四）并发症和注意事项

①由于穿刺操作中必须让患者配合，因此手术前用药或手术中镇静处理的程度应尽可能轻。因为苯二氮䓬类药物可能会使患者的定向力丧失，所以一般不主张应用。

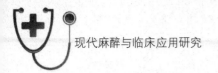

②在穿刺操作中，必须保持朝尾侧方向推进穿刺针，以防止穿刺针误入硬脊膜外间隙或蛛网膜下隙。另外，尚需避免穿刺进针太深，以防止穿刺针进入椎间孔内。如果穿刺针刺破硬脊膜囊而将局部麻醉药误注入蛛网膜下隙内，患者则可迅速出现全脊髓麻醉的症状。

③注射药物前应进行回抽试验，并注入1mL的试验剂量，以免将局部麻醉药误注入颈外静脉或椎动脉内。将局部麻醉药液0.25mL注入椎动脉内即可迅速导致患者出现中枢神经系统毒性反应症状。

④在通过一针穿刺实施颈深丛阻滞时，亦可采用神经刺激器协助完成操作。将穿刺针与神经刺激器相连接，并在 C_5 颈椎横突处按常规操作方法将穿刺针刺入。出现三角肌收缩说明穿刺针足位于 C_5 神经根附近。在注射药物的过程中，可采用手指按压 C_5 颈椎的远端。

⑤颈深丛阻滞的最常见并发症是颈交感神经链和喉返神经阻滞，有极少数患者，此并发症可导致患者呼吸窘迫。另外，颈深丛阻滞中尚有发生膈神经阻滞的可能，所以1天内仅能实施一侧颈深丛阻滞，尤其是肥胖或伴有慢性呼吸功能衰竭的患者，并且必须监测动脉血氧饱和度。

⑥在颈丛阻滞中，其他面部神经麻痹的现象较为罕见，并且常常为一过性。舌咽神经（第Ⅸ对脑神经）阻滞时患者可出现吞咽不能、唾液分泌过多、舌后部麻木；迷走神经（第Ⅹ对脑神经）阻滞时患者可出现发音困难，副神经（第Ⅺ对脑神经）的脊髓根阻滞时患者可出现胸锁乳突肌麻痹、发音困难和吞咽不能；舌下神经（第Ⅻ对脑神经）阻滞时患者可出现舌偏斜。

⑦颈丛阻滞的其他少见并发症有：迟发性感染、局部血肿、阻滞作用持续时间过长、颈部叩击痛、慢性肌肉痉挛等。

⑧在应用含有肾上腺素的利多卡因实施颈丛阻滞时，60%的患者可出现心动过速。如果在局部麻醉药液中加用可乐定，则可降低患者心动过速的发生率。所以，在颈丛阻滞中和阻滞后，建议监测患者的血压和心电图（包括ST段的情况），尤其是老年患者或动脉粥样硬化患者。

二、臂丛神经阻滞技术

（一）解剖

1.臂丛神经组成

臂丛神经由颈$_{5-8}$及胸$_1$脊神经前支组成，有时亦接受颈及胸，脊神经前支发出的小分支，主要支配整个手、臂运动和绝大部分手、臂感觉。组成臂丛的脊神经出椎间孔后在锁骨上部，前、中斜角肌的肌间沟分为上干、中干、下干。上干由颈$_{5-6}$前支构成，中干由颈$_7$前支构成，下干由颈$_8$和胸$_{1、2}$脊神经前支构成。三支神经干从前中斜角肌间隙下缘穿出，伴锁骨下动脉向前、向外、向下方延伸，至锁骨后第1肋骨中外缘每个神经干分为前、后两股，通过第一肋和锁骨中点，经腋窝顶进入腋窝。在腋窝各股神经重新组合成束，3个后股在腋动脉后方合成后束，延续为腋神经及桡神经；上干和中干的前股在腋动脉的外侧合成外侧束，延续为肌皮神经和正中神经外侧根；下干的前股延伸为内侧束，延续为尺神经、前臂内侧皮神经、臂内侧皮神经和正中神经内侧根。

2.臂丛神经与周围组织的关系

臂丛神经按其所在的位置分为锁骨上、下两部分。

（1）锁骨上部主要包括臂丛的根和干

①臂丛各神经根分别从相应椎间孔穿出走向外侧，其中颈s-前支沿相应横突的脊神经沟走行，通过椎动脉的后方。然后，臂丛各根在锁骨下动脉第二段上方通过前、中斜角肌间隙，在穿出间隙前后组成三干。

②臂丛三干在颈外侧的下部，与锁骨下动脉一起从上方越过第1肋的上面，其中上干、中干行走于锁骨下动脉的上方，下干行于动脉的后方。臂丛三干经过前中斜角肌间隙和锁骨下血管一起被椎前筋膜包绕，故称为锁骨下血管周围鞘，而鞘与血管之间则称为锁骨下血管旁间隙。臂丛干在颈外侧区走行时，表面仅被皮肤、颈阔肌和深筋膜覆盖，有肩胛舌骨肌下腹、颈外静脉、颈横动脉和肩胛上神经等经过，此处臂丛比较表浅，瘦弱者可在体表触及。臂丛三干至第1肋外侧缘时分为六股，经锁骨后进入腋窝，移行为锁骨下部。

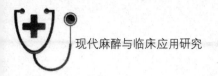
（2）臂丛锁骨下部

臂丛三束随腋动脉行于腋窝，在腋窝上部，外侧束与后束位于腋动脉第一段的外侧，内侧束在动脉后方。到胸小肌深面时，外侧束、内侧束与后束分别位于第二段的外、内侧面和后面。三束及腋动脉位于腋鞘中，腋鞘与锁骨下血管周围鞘连续，腋鞘内的血管旁间隙与锁骨下血管旁间隙相连通。

（3）臂丛鞘

解剖上臂丛神经及颈丛神经从颈椎至腋窝远端一直被椎前筋膜及其延续的筋膜所围绕，臂丛神经实际上处于此连续相通的筋膜间隙中，故从腋鞘注入药液，只要量足够便可一直扩散至颈神经丛。

（二）臂丛阻滞的适应证、禁忌证和并发症

1.臂丛神经阻滞方法和适应证

（1）阻滞方法

常用的臂神经丛阻滞方法有肌间沟阻滞法、腋路阻滞法、锁骨上阻滞法和锁骨下血管旁阻滞法。

（2）适应证

臂丛神经阻滞适用于上肢及肩关节手术或上肢关节复位术。

（3）药物

1%～1.5%利多卡因加用1∶200000肾上腺素可提供3～4h麻醉，若手术时间长，罗哌卡因（0.3%～0.5%）或丁哌卡因（0.25%～0.5%）可提供8～12h麻醉。臂丛阻滞药物不必用太高浓度，而较大容量（40～50mL）便于药物在鞘内扩散，1%利多卡因50mL或0.5%丁哌卡因40mL是成人可用最大量。

2.臂丛神经阻滞常见并发症

（1）气胸

多发生在锁骨上或锁骨下血管旁阻滞法，由于穿刺方向不正确且刺入过深，或者穿刺过程中患者咳嗽，使肺过度膨胀，胸膜及肺尖均被刺破，使肺内气体漏到胸膜腔，此类气胸发展缓慢，有时数小时之后患者才出现症状。当有气胸时，除双肺呼吸音及叩诊检查外，做X线胸部透视或摄片以明确诊断。依气胸严重程

度及发展情况不同，可行胸腔抽气或胸腔闭式引流。

（2）出血及血肿

各径路穿刺时均有可能分别刺破颈内、外静脉、锁骨下动脉、腋动脉或腋静脉引起出血。如穿刺时回抽有血液，应拔出穿刺针，局部压迫止血，避免继续出血或血肿形成，然后改变方向重新穿刺。锁骨上或肌间沟径路若引起血肿，还可引起颈部压迫症状。

（3）局部麻醉药毒性反应

多因局部麻醉药用量过大或误入血管所致。

（4）膈神经麻痹

发生于肌间沟法和锁骨上法，可出现胸闷、气短、通气量减少，必要时吸氧或辅助呼吸。

（5）声音嘶哑

因喉返神经阻滞所致，可发生于肌间沟法及锁骨上法阻滞，注药时压力不要过大，药量不宜过多，则可避免。

（6）高位硬膜外阻滞或全脊麻

肌间沟法进针过深，穿刺针从椎间孔进入硬膜外间隙或蛛网膜下隙，使局部麻醉药注入硬膜外或蛛网膜下隙。故穿刺针方向应指向颈椎横突而不是椎体方向。注药时应回抽有无脑脊液。应按硬膜外腔阻滞麻醉中发生全脊髓麻醉意外处理。

（7）霍纳综合征

多见于肌间沟法阻滞，为星状神经节阻滞所致，不需处理，可自行恢复。

（三）各种臂丛阻滞技术的操作

1.肌间沟阻滞法

肌间沟阻滞法是最常用的臂丛阻滞方法之一。操作较易于掌握，定位也较容易，出现并发症的概率较小，对肥胖或不合作的小儿较为适用，小容量局部麻醉药即可阻滞上臂肩部及桡侧。缺点是：肌间沟阻滞法虽对肩部、上臂及桡侧阻滞效果较好，但对前臂和尺侧阻滞效果稍差，阻滞起效时间也延迟，有时需增加药液容量才被阻滞。

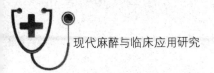

（1）体位和定位

去枕仰卧位，头偏向对侧，手臂贴体旁，手尽量下垂，显露患侧颈部。嘱患者抬头，先在环状软骨（C_6）水平找到胸锁乳突肌后缘，由此向外可触摸到一条小肌腹即为前斜角肌，再往外侧滑动即可触到一凹陷处，其外侧为中斜角肌，此凹陷为肌间沟。臂神经丛即由此沟下半部经过前斜角肌位于臂丛的前内方，中斜角肌位于臂丛的后外方。斜角肌间隙上窄下宽，沿该间隙向下方逐渐触摸，于锁骨上约1cm可触及一细柔横向走行的肌肉，即肩胛舌骨肌，该肌肉与前、中斜角肌共同构成一个三角形，该三角形靠近底边（肩胛舌骨肌）处即为穿刺点。在该点用力向脊柱方向重压，患者可诉手臂麻木、酸胀或有异感，若患者肥胖或肌肉欠发达，肩胛舌骨肌触不清，即以锁骨上2cm处的肌间沟为穿刺点。

（2）操作方法

颈部皮肤常规消毒，右手持一长22G穿刺针（或7号头皮针）垂直刺入皮肤，略向对侧足跟推进，直到出现异感或手指（手臂）肌肉抽动，如此方向穿刺无异感，以此穿刺针为轴扇形寻找异感，出现异感为此方法可靠的标志，可反复试探2~3次，以找到异感为好。若反复多次穿刺无法寻找到异感，可触到横突（C_6）为止。穿刺成功后，回抽无血液及脑脊液，成人一次注入局部麻醉药液20~25mL。注药时可用手指压迫穿刺点上部肌间沟，迫使药液向下扩散，则尺神经阻滞可较完善。

（3）并发症及其防治

主要并发症有：误入蛛网膜下隙引起全脊麻；高位硬膜外阻滞；局部麻醉药毒性反应；损伤椎动脉；星状神经节、喉返神经和膈神经阻滞。为了预防全脊麻或血管内注药而引起全身毒性反应，注药前应回吸，或每注入5mL局部麻醉药回吸一次。

2.腋路臂丛神经阻滞法

腋路沟阻滞法也是最常用臂丛阻滞方法之一。优点：①臂丛神经分支均在血管神经鞘内，位置表浅，动脉搏动明显，故易于阻滞；②没有气胸、膈神经、迷走神经或喉返神经阻滞的危险；③无误入硬膜外间隙或蛛网膜下隙的危险。

禁忌证：①上肢外展困难或腋窝部位有感染、肿瘤或骨折无法移位患者不能应用此方法；②上臂阻滞效果较差，不适用于肩关节手术及肱骨骨折复位等。

（1）体位与定位

患者仰卧，头偏向对侧，患肢外展90°～180°，屈肘90°，前臂外旋，手背贴床或将患肢手掌枕于头下。在腋窝顶部摸到腋动脉搏动最高点在其上方为穿刺点。

（2）操作方法

皮肤常规消毒，用左手固定腋动脉，右手持22G针头（7号头皮针），沿腋动脉上方斜向腋窝方向刺入，穿刺针与动脉成20°夹角，缓慢推进，在有穿过筋膜感时或患者出现异感后，手放开穿刺针，则可见针头固定且随动脉搏动而搏动，表明针头已刺入腋部血管神经鞘，也可借助神经刺激器证实针头确实在血管神经鞘内，但不必强调异感。连接注射器回抽无血后，即可注入30～40mL局部麻醉药。腋路臂丛神经阻滞成功的标志为：①针头固定且随动脉搏动而摆动；②回抽无血；③注药后呈梭形扩散；④患者自述上肢发麻；⑤上肢尤其前臂不能抬起；⑥皮肤表面血管扩张。

（3）并发症及预防

腋路臂丛神经阻滞局部麻醉药毒性反应发生率较高，可能是局部麻醉药量大或误入血管引起，故注药时要反复回抽，确保针不在血管内。

3.锁骨上阻滞法

（1）体位与定位

患者平卧，患侧肩垫一薄枕，头转向对侧，患侧上肢靠胸。其体表标志为锁骨中点上方1～1.5cm处为穿刺点。

（2）操作方法

皮肤常规消毒，用22G穿刺针经穿刺点刺入皮肤，针尖向内、向后、向下推进，进针1～2cm可触及第一肋骨表面，在肋骨表面上寻找异感或用神经刺激器方法寻找臂丛神经，当出现异感后固定针头，回抽无血液、无气体，一次性注入局部麻醉药20～30mL。

（3）并发症及其预防

主要并发症有局部血肿、气胸、膈神经及喉返神经阻滞。膈神经阻滞后是否出现窒息或呼吸困难等症状，取决于所用药物浓度，膈神经阻滞深度以及单侧（一般无症状）或双侧等因素。为避免发生双侧膈神经阻滞而引起明显的呼吸困

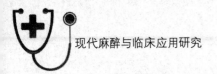

难，不宜同时进行双侧臂丛阻滞。如临床需要，可在一侧臂丛阻滞后30min并未出现膈神经阻滞时，再行另一侧阻滞。双侧臂丛神经阻滞时应加强呼吸监测，及时发现和处理呼吸并发症。

4.锁骨下血管旁阻滞法

（1）体位与定位

体位同肌间沟法，术者手指沿前中斜角肌间沟向下，直至触及锁骨下动脉搏动，紧靠其外侧做一标志。

（2）操作方法

皮肤常规消毒，左手手指放在锁骨下动脉搏动处，右手持2～4cm的22G穿刺针，从锁骨下动脉搏动处外侧朝下肢方向直刺，方向不向内也不向后，沿中斜角肌的内侧缘推进，刺破臂丛鞘时有突破感。通过神经刺激器或异感的方法确定为臂丛神经后，注入局部麻醉药20～30mL。

第三章　麻醉围手术期的准备与管理

第一节　术前评估与准备

一、麻醉前一般准备

对麻醉耐受力良好的I类1级患者，麻醉前准备的目的在于保证手术安全性，使手术经过更顺利，术后恢复更迅速。对I类2级患者，还应调整和维护全身情况及重要生命器官功能，在最大程度上增强患者对麻醉的耐受力。对Ⅱ类患者，除需做好一般性准备外，还必须根据个别情况做好特殊准备。麻醉前一般准备工作包括以下几方面。

（一）精神状态准备

手术患者不免存在种种思想顾虑，或恐惧、紧张和焦急心理。情绪激动或彻夜失眠均可致中枢神经或交感神经系统过度活动，由此足以削弱对麻醉和手术的耐受力。为此，术前必须设法解除思想顾虑和焦虑情绪，应从关怀、安慰、解释和鼓励着手，例如酌情将手术目的、麻醉方式、手术体位，以及麻醉或手术中可能出现的不适等情况，用恰当的语言向患者做具体解释，针对存在的顾虑和疑问进行交谈，取得患者信任，争取充分合作。对过度紧张而不能自控的患者，术前数日即开始服用适量安定类药，晚间服用睡眠药。

（二）营养状况改善

营养不良致蛋白质和某些维生素不足，可明显降低麻醉和手术耐受力。蛋白质不足常伴低血容量或贫血，耐受失血和休克的能力降低；还可伴组织水肿而降低术后抗感染能力和影响创口愈合。维生素缺乏可致营养代谢异常，术中易出现循环功能或凝血功能异常，术后抗感染能力低下，易出现肺部或创口感染。对营养不良患者，手术前如果时间允许，应尽可能经口补充营养；如果时间不充裕，

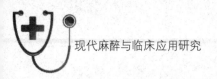

或患者不能或不愿经口饮食，可通过少量多次输血及注射水解蛋白和维生素等进行纠正，白蛋白低下者，最好给浓缩白蛋白注射液。

（三）适应手术后需要的训练

有关术后饮食、体位、大小便、切口疼痛或其他不适，以及可能需要较长时间输液、吸氧、胃肠减压、胸腔引流、导尿及各种引流等情况，术前可酌情将其临床意义向患者讲明，以争取配合。多数患者不习惯在床上大小便，术前需进行锻炼。术后深呼吸、咳嗽、咳痰的重要性必须向患者讲清楚，并训练正确执行的方法。

（四）胃肠道准备

择期手术中，除用局麻做小手术外，不论采用何种麻醉方式，均需常规排空胃，目的是防止术中或术后反流、呕吐，避免误吸、肺部感染或窒息等意外。胃排空时间正常人为4～6h，情绪激动、恐惧、焦虑或疼痛不适等可致胃排空显著减慢。为此，成人一般应在麻醉前至少8h，最好12h开始禁饮、禁食，以保证胃彻底排空；在小儿术前也应至少禁饮、禁食8h，但哺乳婴儿术前4h可喂一次葡萄糖水。有关禁饮、禁食的重要意义，必须向患儿家属交代清楚，以争取合作。

（五）膀胱的准备

患者送入手术室前应嘱其排空膀胱，以防止术中尿床和术后尿潴留，对盆腔或疝手术则有利于手术野显露和预防膀胱损伤。危重患者或复杂的大型手术，均需于麻醉诱导后留置导尿管，以利观察尿量。

（六）口腔卫生准备

麻醉后，上呼吸道一般性细菌易被带入下呼吸道，在手术后抵抗力低下的条件下，可能引起肺部感染并发症。为此，患者住院后即叮嘱患者早晚刷牙、饭后漱口，有松动龋齿或牙周炎症者需经口腔科诊治。进手术室前应将活动义齿摘下，以防麻醉时脱落，甚或被误吸入气管或嵌顿于食管。

（七）输液输血准备

施行中等以上的手术前，应检查患者的血型，准备一定数量的全血，做好交叉配合试验。凡有水、电解质或酸碱失衡者，术前均应常规输液，尽可能做补充和纠正。

（八）治疗药物的检查

病情复杂的患者，术前常已接受一系列药物治疗，麻醉前除要全面检查药物的治疗效果外，还应重点考虑某些药物与麻醉药物之间存在相互作用的问题，有些容易在麻醉中引起不良反应。为此，对某些药物要确定是否继续使用或调整剂量。例如洋地黄、胰岛素、皮质激素和抗癫痫药，一般都需要继续用至术前，但应对剂量重做调整。对一个月以前曾服用较长时间皮质激素，而术前已经停服者，手术中仍有可能发生急性肾上腺皮质功能不全危象，故术前必须恢复使用外源性皮质激素，直至术后数天。正在施行抗凝治疗的患者，手术前应停止使用，并需设法拮抗其残余抗凝作用。患者长期服用某些中枢神经抑制药，如巴比妥、阿片类、单胺氧化酶抑制药、三环抗抑郁药等，均可影响对麻醉药的耐受性，或在麻醉中易诱发呼吸和循环意外，故均应于术前停止使用。安定类药（如吩噻嗪类药——氯丙嗪）、抗高血压（如萝芙木类药利血平）、抗心绞痛药（如β受体阻滞药）等，均可能导致麻醉中出现低血压、心动过缓，甚至心缩无力，故术前均应考虑是继续使用、调整剂量使用或暂停使用。

（九）手术前晚复查

手术前晚应对全部准备工作进行复查，如临时发现患者感冒、发热、妇女月经来潮等情况时，除非急症，手术应推迟施行，手术前晚睡前宜给患者服用安定镇静药，以保证有充足的睡眠。

二、麻醉诱导前即刻期准备

（一）患者方面

麻醉诱导前即刻期对患者应考虑两方面的中心问题：①此刻患者还存在哪些特殊问题。②还需要做好哪些安全措施。

麻醉医师于诱导前接触患者时，首先需问候致意，表现关心体贴，听取主诉和具体要求，务使患者感到安全、有依靠，对手术麻醉充满信心。诱导前患者的焦虑程度各异，对接受手术的心情也不同，应分别针对处理。对紧张不能自控的患者，可经静脉注少量镇静药。对患者的义齿、助听器、人造眼球、隐性镜片、首饰、手表、戒指等均应摘下保管，并记录在麻醉记录单。明确有无缺牙或松动牙，做好记录。复习最近一次病程记录（或麻醉科门诊记录），包括：①体温、脉率。②术前用药的种类、剂量、用药时间及效果。③最后一次进食、进饮的时间、内容和数量。④已静脉输入的液体种类、数量。⑤最近一次实验室检查结果。⑥手术及麻醉协议书的签署意见。⑦患者专门嘱咐的具体要求（如拒用库存血、要求术后刀口不痛等）。⑧如为门诊手术，落实苏醒后离院的计划。

为保证术中静脉输注通畅及其有效性：①备妥口径合适的静脉穿刺针或外套管穿刺针。②按手术部位选定穿刺径路，如腹腔、盆腔手术应取上肢径路输注。③估计手术出血量，决定是否同时开放上肢及下肢静脉，或选定中央静脉置管并测定中心静脉压。

（二）器械方面

麻醉诱导前应对已经备妥的器械、用具和药品等，再做一次全面检查与核对，重点项目包括如下。

1.氧源及N_2O源

检查氧、N_2O筒与麻醉机氧、N_2O进气口的连接，是否正确无误，气源压是否达到使用要求。

①如为中心供氧，氧压表必须始终恒定在$3.5kg/cm^2$；开启氧源阀后，氧浓度分析仪应显示为100%。

符合上述标准，方可采用。如压力不足，或压力不稳定，或气流不畅者，不宜使用，应改用压缩氧筒源。

②压缩氧筒压满筒时应为$150kg/cm^2$，含氧量约为625L。如按每分钟输出氧2L计，1h的输出氧量约为120L，相当于氧压$29kg/cm^2$。因此，满筒氧一般可使用5.2h左右（氧流量为2L/min时）。

③如为中心供N_2O，气压表必须始终恒定在$52kg/cm^2$，不足此值时，表示供气即将中断，不能再用，应换用压缩N_2O筒源。

④压缩N_2O筒压满筒时应为$52kg/cm^2$，含N_2O量约为215L，在使用中其筒压应

保持不变；如果开始下降，表示筒内N_2O实际含量已接近耗竭，因此必须及时更换新筒。

2.流量表及流量控制钮

开启控制钮，浮子应升降灵活，且稳定，提示流量表及控制钮工作基本正常。控制钮为易损部件，若出现浮子升降过度灵敏，且呈飘忽不能稳定，提示流量表的输出口已磨损，或针栓阀损坏，出现关闭不全现象，应更换后再使用。

3.快速充气阀

在堵住呼吸管三叉接口下，按动快速充气阀，贮气囊应能迅速膨胀，说明能快速输出高流量氧，其功能良好，否则应更换。

4.麻醉机的密闭程度与漏气

（1）压缩气筒与流量表之间的漏气检验

先关闭流量控制钮，再开启氧气筒阀，随即关闭，观察气筒压力表指针，如果指针保持原位不动，表示无漏气；如果指针于几分钟内即降到零位，提示气筒与流量表之间存在显著的漏气，应检修好后再用。同法检验N_2O筒与N_2O流量表之间的漏气情况。

（2）麻醉机本身的漏气检验

接上述步骤，再启流量表使浮子上升，待贮气囊胀大后，挤压时保持不瘪，同时流量表浮子呈轻度压低，提示机器本身无漏气；如挤压时贮气囊随即被压瘪，同时流量表浮子位保持无变化，说明机器本身存在明显漏气，需检修再用。检验麻醉机漏气的另一种方法是：先关闭逸气活瓣，并堵住呼吸管三叉接口，按快速充气阀直至气道压力表值升到$2.9 \sim 3.9kPa$（$30 \sim 40cmH_2O$）后停止充气，观察压力表指针，如保持原位不动，提示机器无漏气；反之，如果指针逐渐下移，提示机器有漏气，此时再快启流量控制钮使指针保持在上述压力值不变，这时的流量表所示的氧流量读数，即为机器每分钟的漏气量数。

5.吸气及呼气导向活瓣

间断轻压贮气囊，同时观察两个活瓣的活动，正常时应为一闭一启相反的动作。

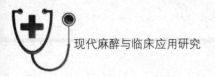

6.氧浓度分析仪

在麻醉机不通入氧的情况下,分析仪应显示21%(大气氧浓度),通入氧后应示100%(纯氧浓度)。如果不符上述数值,提示探头失效或干电池耗竭,需更换。

7.呼吸器的检查与参数预置

开启电源,在预置潮气量10~15mL/kg、呼吸频率10~14次/min、呼吸比1:1.5时,开启氧源,然后观察折叠囊的运行状况,同时选定报警限值,证实运行无误后方可使用。

8.麻醉机、呼吸器及监测仪的电源

检查线路、电压及接地装置。

9.其他器械用具

包括喉镜、气管导管、吸引装置、湿化装置、通气道、神经刺激器、快速输液装置、血液加温装置等的检查。

10.监测仪

包括血压计(或自动测血压装置)、心电图示波仪、脉搏血氧饱和度仪、呼气末CO_2分析仪、测温仪、通气量计等的检查。其他还有创压力监测仪及其压力传感器、脑功能监测仪、麻醉气体分析监测仪等。上述各种监测仪应在平时做好全面检查和校验,于麻醉诱导前再快速检查一次,确定其功能完好后再使用。

(三)手术方面

麻醉医师与手术医师之间要始终保持相互默契、意见统一,做到患者安全、麻醉满意和工作高效率。在麻醉诱导前即刻期,必须重点明确手术部位、切口、体位;手术者对麻醉的临时特殊要求,对术中意外并发症的急救处理意见,以及对术后止痛的要求。特别在手术体位的问题上,要与术者取得一致的意见。

第二节　麻醉与循环管理

一、麻醉对循环功能的影响

对循环系统的了解是麻醉学的重要基础，麻醉可以通过多种途径影响循环系统的功能。循环系统的变化直接影响到患者的生命安全和术后的恢复，近年来，随着人口老龄化和外科技术的发展，围手术期麻醉医师经常面临患者的心血管功能变化更加复杂化和多样化。一般而言，麻醉药物对循环功能均有剂量依赖性抑制作用，这也是其抑制麻醉操作（如气管插管）和手术刺激的作用所在。

（一）静脉麻醉药对心血管的影响

1.硫喷妥钠

可通过降低静脉回流；直接抑制心肌；降低中枢性交感传出作用引起心输出量降低。

2.依托咪酯

对心肌收缩力影响较小，仅外周血管稍有扩张；不引起组胺释放，在目前常用的静脉麻醉药中其对心血管的影响最小。与其他麻醉药相比，其产生的心肌氧供需平衡最佳，适用于血容量过低和低心排出量患者。

3.咪达唑仑

咪达唑仑对循环干扰较轻，如对外周阻力及心室收缩功能影响较少，使心肌耗氧减少。随着苯二氮䓬类的拮抗剂氟马西尼的应用，临床使用中也比较安全。用于诱导可保持血压、心率平稳。

4.丙泊酚

直接降低外周血管阻力。抑制内质网对钙离子的提取，从而抑制心肌收缩力。抑制循环压力感受器对低血压的反应。抑制血管运动中枢和阻断交感神经末梢释放去甲肾上腺素。

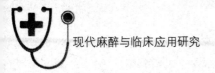

5.氯胺酮

通过中枢介导的交感神经反射兴奋心血管系统。血浆儿茶酚胺升高，心率、血压、周围血管阻力、肺动脉压和肺血管阻力均增高，心脏每搏输出量、心排血量、冠状动脉血流量有程度不等的上升，心肌耗氧量亦增多。氯胺酮产生心血管效应的程度在治疗剂量范围内与剂量无关；氯胺酮可维持血压，通常用于急性休克患者。

（二）吸入麻醉药对循环的影响

吸入麻醉药是常用的全身麻醉药，主要依靠肺泡摄取和排除。吸入麻醉药经肺泡进入血流到达脑组织，当脑组织吸入麻醉药的分压到达一定水平时，即产生临床上的全身麻醉状态。

①吸入麻醉药有挥发性液体和气体两类。常用的挥发性液体有氟烷、恩氟烷、异氟烷、七氟烷和地氟烷；气体有氧化亚氮。在一定范围内，所有的吸入麻醉药均可以降低动脉压和抑制心肌收缩力，且与麻醉药浓度呈正相关。吸入全身麻醉药对心肌收缩性抑制的顺序是：恩氟烷＞氟烷＞异氟烷＞氧化亚氮。当患者存在心力衰竭时，这种负性肌力作用尤为明显。但吸入麻醉药通过减少心肌氧耗而降低心肌需氧量。

②氟烷还可增加心脏对肾上腺素的敏感性，导致严重的心律失常。

③有人提出，异氟烷的冠脉扩张作用可引起冠脉窃血，而导致心肌局部缺血，然而近来有研究表明，如果冠脉灌注压能充分维持，异氟烷麻醉和其他吸入麻醉药一样，并没有窃血发生。

（三）局部麻醉药对心血管的影响

局麻药对心血管的效应，是局部麻醉期间对自主神经通路阻滞的间接作用（例如高位脊麻和硬膜外阻滞），或对心脏或血管平滑肌的直接抑制作用。

①心血管毒性与各种药物的麻醉性能一般成正比，局麻药对心肌抑制作用与剂量有关，小剂量可预防和治疗心律失常，但如果使用不当，如浓度过高，剂量过大，直接注入血管等，将对心血管系统产生毒性反应。

②心血管系统毒性反应初期表现为由于中枢神经系统兴奋而间接引起的心动过速和血压升高；晚期则由局部麻药的直接作用，使心肌收缩力减弱、心排出量

降低，引起心律失常；松弛血管平滑肌，使小动脉扩张，血压下降。当血药浓度极高时，可出现周围血管广泛扩张，心脏传导阻滞，心率缓慢，甚至心搏骤停。

③布比卡因的心脏毒性比利多卡因强，酸中毒和低氧血症可增强布比卡因的心脏毒性，且复苏困难。

（四）肌肉松弛药对心血管的影响

肌肉松弛药可能干扰自主神经功能而产生多种心血管效应。然而在临床实践中不良反应一般并不严重。

①效应不因注射速度减慢而减弱，如果分剂量给予，反应则叠加。

②许多肌肉松弛药产生心血管效应的另一种机制可能是组胺释放。经静脉途径快速注射大剂量肌肉松弛药时，头颈和上部躯干可出现一定程度的红斑，并有动脉压短暂下降和心率轻、中度升高。支气管痉挛少见。这些不良反应一般是短时间的，可因注射速度减慢而显著减弱。也可采取H_1和H_2受体阻断药联合应用的预防疗法。

（五）阿片类麻醉药对心血管的影响

阿片类的许多血流动力学作用可能与它们对自主神经的影响有关，特别是迷走神经的作用。

①吗啡和哌替啶有组胺释放作用，芬太尼类药物不引起组胺释放。阿片类对靶受体反射的抑制引起全身血流动的力学反应。

②芬太尼破坏颈动脉化学感受器反射，这一反射不但能抑制呼吸，还能有效抑制心血管功能的调节反射。

③所有阿片类，除了哌替啶外，都引起心动过缓。哌替啶常使心率增快，可能与它和阿托品在结构上相似有关。阿片类诱发心动过缓的机制是刺激迷走神经的作用，用阿托品预处理会减弱这一作用，但不可能全部消除阿片类诱发的心动过缓，特别是用 β 受体阻滞剂的患者。缓慢应用阿片类可减少心动过缓的发生率。

（六）麻醉管理

循环系统功能的不同程度变化，取决于患者的术前情况以及麻醉和手术的影响。

①术前有高血压、心脏病、贫血、血容量不足和水电解质紊乱，心血管系统

的自身调节和功能低落，若手术创伤较大，病变纠正又不理想，则术中循环功能可能发生急剧下降，以致造成十分严重的后果，术中可能发生严重心律失常、低血压、休克、心肌缺血或梗死，心功能衰竭和心搏骤停。

②术前应对患者的循环功能做出正确评估，进行充分的术前准备，术中需采取支持和改善循环功能的有效措施，以保持心率和心律、血压心排量等平稳，要结合病情、手术部位、刺激强度和麻醉药、操作的影响进行分析，预见性地减少血流动力学波动。

二、麻醉期间循环系统管理

（一）麻醉操作对循环的影响及处理

1.气管插管

（1）插管应激反应

表现为喉镜和插管操作期间发生血压升高和心动过速反应，并可诱发心律失常。

①这种反应是一种多突触反射，呼吸道受到刺激后，冲动通过迷走神经和舌咽神经纤维传入，经脑干和脊髓整合处理后，引起交感神经末梢去甲肾上腺素的广泛释放和肾上腺髓质肾上腺素的分泌。

②一般正常患者能很好地耐受气管插管时的心血管反应，但在心血管和脑血管疾病患者，此不良反应则可带来一系列严重的并发症，如心肌缺血、心肌梗死、恶性心律失常（如多源性室性期前收缩和室性心动过速等）、急性心功能衰竭、动脉瘤破裂等。充分镇痛或加深麻醉均可减少这种不良反应。

（2）气管插管后低血压

低血压发生的原因有：麻醉前脱水即术前液体损失，全身麻醉药物的作用。血压的维持主要依赖于外周血管阻力、有效循环血量、心肌收缩力和心率，因此，麻醉诱导期如果影响了这四个因素中的一个或多个，血压就可能发生改变。

（3）临床上预防和治疗

低血压的主要措施扩充血容量，宜在诱导前后30min内输入平衡液或代血浆500~800mL，直至血压平稳，使用升压药（麻醉中最常用麻黄碱），或同时使用液体治疗和升压药物。

2.椎管内麻醉

椎管内麻醉时，由于交感神经被阻滞，使阻滞神经支配区域的小动脉扩张而致外周血管阻力降低；静脉扩张而使静脉系统容量增加，故出现回心血量减少，心排出量下降导致血压降低。但是，低血压的发生和血压下降的幅度则与阻滞范围的大小、患者的全身状况和机体的代偿能力密切相关。阻滞平面高、麻醉范围广和患者循环系统代偿能力不足是阻滞后发生血压下降的主要原因。

3.机械通气

全身麻醉时采用机械通气能保持良好的通气，通常选择间歇性正压通气（IPPV）。机械通气心输出量下降原因有：①静脉回流减少；②使左室舒张末压升高而容积缩小；③肺血管阻力升高；④冠状动脉血流减少；⑤神经反射性心肌收缩力下降。⑥水电酸碱失衡引起心律失常。低碳酸血症常有CO下降和心肌供血减少。

（二）麻醉期间的补液问题

手术患者术前必须禁食，术中体腔暴露后，加速了体液的丢失，术中伴有不同程度的失血，因此术中必须输液、输血。术中输液的目的在于维持正常的循环血容量、满意的功能性细胞外液量，维持满意的心排量、氧转运量，防止和纠正乳酸酸中毒，同时维持体液中电解质的总量和浓度正常。应有针对性地进行液体治疗，麻醉手术期间的液体需要量包括：①每日正常的生理需要量。②术前禁食所致的液体缺失量或手术前累计缺失量。③麻醉手术期间的液体再分布。④麻醉导致的血管扩张。⑤术中失血失液量及第三间隙丢失量。

1.晶体溶液

①主要补充机体所需的电解质和水，同时扩充血管内容量。但输入的晶体液在血管内半衰期不到15min，在输注结束时80%以上进入组织间隙。由于血容量和组织间液的比值大约是1∶3，因此使用晶体液来补充血容量时认为最初需要大约3倍失血量的晶体液，这样才有可能不到1/3的补充容量维持在血管腔内。因此，需要严密监测充盈压和血红蛋白浓度下持续输注，才可能获得稳定的血流动力学状态。

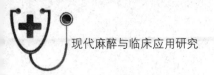

②晶体液主要补充了组织间液，对肾脏有保护作用，能增加尿量，但难以满意地维持大量失血时的血流动力学状态，并可能因组织间液过多引起组织水肿和肺间质水肿等并发症，术中生理需要量提倡采用晶体溶液，补充时根据临床观察体征、症状、CVP、血压、心率来做相应的调整。

2.胶体溶液

胶体溶液是高分子的溶液，在血管腔内达数小时，提高血浆胶体渗透压能更迅速有效地长时间维持循环血容量、心排出量和氧运转量，减少液体需要量。同时观察到皮肤、骨骼肌、肝脏和肾脏血管阻力随动脉血渗透压增加而增加，并减少了呼吸系统的并发症，减轻了胃肠功能和脑功能衰竭的发生率，增加了休克患者复苏的存活率。围手术期失血和血管扩张提倡采用胶体溶液。

3.高渗高张溶液

由于其高渗高张特性，输注后使细胞内液移至细胞外，继而进入血管腔，既有效扩张血容量又能防止组织水肿，同时，还可增加心肌收缩，减慢心率，促进氧供氧耗比例恢复正常。

（三）麻醉苏醒期患者管理

麻醉苏醒期是指全身麻醉患者从麻醉状态逐渐苏醒的过程，是麻醉后重要生理功能全面恢复时期，也是围麻醉期的重要环节之一。迄今为止，我们尚无法规定完成恢复所需的最短时间。

苏醒期大约可分为4个阶段：①随麻醉深度逐渐减浅，出现自主呼吸并由弱变强至完全恢复正常。②呼吸道反射恢复，能自主吞咽。③感觉和运动功能逐渐恢复。④意识逐渐清醒到完全能接受指令。

由于此阶段麻醉作用尚未终止，麻醉药、肌松药和神经阻滞药仍发挥一定的作用，各种保护性反射尚未恢复，常发生呼吸道梗阻、通气不足、呕吐、误吸、循环功能不稳定、疼痛、寒战、认知障碍等并发症。需要在医护人员的精心护理和观察下才能预防意外事故的发生。同时应注重患者术后的镇痛，不能因为手术、麻醉结束而不再顾及患者因术后疼痛可能引起的烦躁和循环不稳定。如患者完全清醒后诉疼痛，可追加PCA。

全身麻醉患者转出复苏室的标准：全身麻醉患者 Steward 评分必须达到 4 ~ 6

分，根据术后患者的具体情况，无特殊情况发生者方可由麻醉复苏室转回普通病房。

第三节　麻醉与呼吸管理

一、麻醉期间呼吸不稳定的原因

（一）慢性阻塞性肺疾病

慢性阻塞性肺疾病是一种具有气流阻塞特征的慢性支气管炎和（或）肺气肿，可进一步发展为肺心病和呼吸衰竭的常见慢性疾病。

①与有害气体及有害颗粒的异常炎症反应有关，致残率和病死率很高，其特征性病变气流受限，是小气道病变（闭塞性细慢性阻塞性肺病支气管炎）和肺实质破坏（肺气肿）共同作用的结果，在不同的患者中这两种原因所占的比例不同。

②由于肺泡膨胀破裂，肺泡面积减少，可引起弥散功能减低。麻醉前呈低氧血症，至少需供氧治疗。

（二）呼吸道反应性疾病

"呼吸道反应性疾病"最初描述的是一种支气管高反应状态。此类患者较正常人更易出现呼吸道狭窄或支气管痉挛，哮喘、慢性支气管炎、肺气肿、过敏性鼻炎、呼吸道感染及吸烟的患者均可能出现呼吸道高反应情况，一旦出现围手术期支气管痉挛，则比单纯哮喘患者更加危险。

①对严重吸烟患者，希望能戒烟。戒烟可以使呼吸道分泌物减少，并能促进黏膜纤毛的转运功能，但上述作用要经过数周才能出现。短期（48~72h）戒烟，实际上可能增加呼吸道的反应性和分泌物，其真正的益处是降低的碳氧血红蛋白的含量增加了组织供氧。

②支气管哮喘是由多种细胞和细胞组分参与的气道慢性炎症性疾病，这种慢性炎症与气道高反应性相关，通常出现广泛而多变的可逆性气流受限，导致反复发作的喘息、气促、胸闷和（或）咳嗽等症状，多在夜间和（或）清晨发作、加剧，多数患者可自行缓解或经治疗缓解。气道内慢性炎症对哮喘也是一种激发因素，酯类局麻药及苄异喹啉类肌松药常促使哮喘发作。

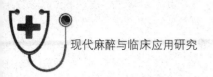
（三）睡眠呼吸暂停综合征

呼吸暂停指经口和鼻的均气流停止 10s 以上：呼吸气流降低正常气流强度的 50% 以上，并伴有氧饱和度下降 4% 者称为低通气；病理性的睡眠呼吸暂停即呼吸睡眠暂停综合征，指每晚 7h 的睡眠中，每次发作呼吸暂停 > 10s，呼吸暂停反复发作 > 30 次，或呼吸紊乱指数（平均每小时睡眠的呼吸暂停 + 低通气次数） > 5 次。

麻醉中的危险因素：①呼吸道管理困难，包括面罩通气困难和气管插管困难；②麻醉药物对呼吸抑制；③诱发严重心脏病，如严重心律失常、心力衰竭等；④拔气管导管后再次呼吸道梗阻。

（四）麻醉和手术对肺功能的影响

全身麻醉降低肺容量，促进肺 V_A/Q 比例失调和肺不张的形成。许多麻醉药减弱了患者对高二氧化碳和低氧的通气反应，术后常导致肺不张和低氧血症，尤其以原有肺部疾病的患者为甚。术后疼痛限制了咳嗽及肺膨胀，使肺功能进一步受损。

1.呼吸机械力学及气体交换

（1）全身麻醉仰卧位使功能残气量下降

肺不张是在潮气量呼吸中肺容量低于气道关闭容积时发生的。PEEP可减少这种作用。仰卧位使膈肌向头侧移位使功能残气量下降。

（2）正压通气与自主呼吸相比，前者可导致V/Q比例失调

当正压通气时，上肺比下肺通气充分；相反，因肺血流分布取决于肺血管解剖分布和重力，所以下肺血流增加。最终结果是，与自主呼吸相比，正压通气时生理无效腔和V_A/Q比例失调都有不同程度的增加。

2.呼吸调节

（1）吸入麻醉药

丙泊酚、巴比妥类药、阿片类药的应用降低了患者对缺氧的通气反应，这种作用对既往有严重慢性肺疾病患者尤为重要，这类患者通常有二氧化碳蓄积并依赖缺氧驱动增加通气量。

（2）麻醉药和镇痛药的呼吸抑制作用

对患有阻塞性睡眠呼吸暂停征患者尤为显著。

3.手术的影响

术后肺功能受外科手术部位的影响。与外周手术相比，腹部手术后咳嗽和深呼吸能力下降，这与膈肌功能受损和咳嗽及深呼吸引起的疼痛有关。上腹部手术后肺活量下降75%，而下腹部或胸部手术后下降约50%。术后肺功能恢复需要几周时间。

4.对纤毛功能的影响

正常情况下上呼吸道可加热和湿润吸入的空气，为呼吸道纤毛和黏膜正常功能提供理想的环境。全身麻醉通常以高流速输送未湿化气体，使分泌物干燥而且容易损伤呼吸道上皮。

二、麻醉期间呼吸功能监测

在麻醉期间，所有患者的氧合、通气均应得到连续的监测评估，必要时应采取相应的措施来维持患者正常的呼吸和功能。

（一）氧合监测

氧合监测的目的是保证患者组织器官氧供正常。

1.吸入氧气

麻醉期间，应该根据患者的情况吸入不同浓度的氧，必须保证供气源正确。

2.脉搏血氧饱和度

（1）概念

血氧饱和度（SpO_2）是血液中被氧结合的氧合血红蛋白的容量占全部可结合的血红蛋白容量的百分比，即血液中血氧的浓度，它是呼吸循环的重要生理参数。

（2）异常原因

低通气、气道梗阻、循环异常、设备故障等最终会引起机体缺氧。使用SpO_2监测仪时，应开启脉搏音和低限报警功能，并注意测量的伪差，如亚甲蓝、靛胭

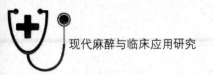

脂染料可降低SpO_2数值；碳氧血红蛋白可使血氧饱和度升高；蓝色指甲油也可降低测值。

（3）正常值

正常SpO_2应为92%～96%，相当$PaO_2$64～82mmHg，SpO_2低于90%，根据氧离曲线图，氧分压急剧下降。相反PaO_2升至100～400mmHg，SpO_2也只能升至100%封顶，说明不能显示氧量。

（4）临床应用

由于无创应用非常方便。麻醉患者均应监测此项目。如果没有合适的部位放置指夹式脉搏血氧饱和度探头，建议选用膜贴式脉搏血氧饱和度传感器；如也没有膜贴式脉搏血氧饱和度传感器，必须加强临床观察，认真观察患者皮肤、指甲或黏膜颜色以及手术野血液颜色来判断患者氧合状态，并间断进行动脉血气体分析。

3.血气分析

血气分析是对血液中的酸碱度（pH）、二氧化碳分压（PCO_2）和氧分压（PO_2）等相关指标进行测定，医学上常用于判断机体是否存在酸碱平衡失调以及缺氧和缺氧程度等的检验手段。有的分析仪还包括离子及乳酸量，这有利于呼吸及循环调控，常用于复杂或危重患者的手术。

（二）通气监测

1.基本监测

所有麻醉患者必须观察胸廓运动和呼吸频率，全身麻醉患者还需观察呼吸囊运动、听诊呼吸音，评估气道是否通畅，通气是否正常。

2.机械通气监测

必须连续监测气道压、潮气量、呼吸频率，并使报警（包括气道高压、低压报警）功能正常。建议采用声光联合报警。正压通气时，气道压不宜低于$10cmH_2O$（防止通气不足或通气管路漏气）；不能高于$35cmH_2O$（防止压力性肺损伤）。

3.呼气末二氧化碳分压（PCO$_2$）监测

（1）监测的适应证

监测的适应证包括：①麻醉机和呼吸机的安全应用；②各类呼吸功能不全；③心肺复苏；④严重休克；⑤心力衰竭和肺梗死；⑥确定全身麻醉气管内插管的位置。

（2）异常原因

使用呼吸机及麻醉时，根据ETCO$_2$测量来调节通气量，保持ETCO$_2$接近术前水平。监测及其波形还可确定气管导管是否在气道内。而对于正在进行机械通气者，如发生了漏气、导管扭曲、气管阻塞等故障时，会立即出现ETCO$_2$数字及形态改变和报警，发现后应及时处理。连续监测对安全撤离机械通气，提供了依据。而恶性高热、体温升高、静脉注射大量NaHCO$_3$等可使CO$_2$产量增加，ETCO$_2$增高，波幅变大，休克、心搏骤停及肺空气栓塞或血栓梗死时，肺血流减少可使CO$_2$迅即下降至零。ETCO$_2$也有助于判断心肺复苏的有效性。ETCO$_2$过低需排除过度通气等因素。

三、麻醉期间呼吸系统管理

麻醉期间的呼吸道梗阻多为急性梗阻，按发生部位可分为上呼吸道阻塞和下呼吸道阻塞。如未及时处理可造成二氧化碳蓄积和（或）低氧血症，严重者可导致心搏骤停。

（一）呼吸系统并发症及危急事件

1.舌后坠

对舌后坠采用最有效的手法，是患者头后仰的同时，前提下颌骨，下门齿反咬于上门齿。据患者不同的体位进行适当的调整，以达到气道完全畅通。如果上述手法处理未能解除阻塞，则应置入鼻咽或口咽气道。但在置入口咽气道时，有可能诱发患者恶心、呕吐，甚至喉痉挛，故应需密切观察。极少数患者才需重行气管内插管。

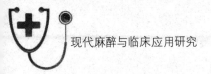

2.误吸和窒息

全身麻醉状态或基础麻醉下常抑制保护性气道反射，误吸和窒息特别在肠梗阻或饱食患者诱导时更易发生。大咯血也可导致溺死。预防及处理：减少胃内物的滞留，促进胃排空，降低胃液的pH，降低胃内压，加强对呼吸道的保护。

①手术麻醉前应严格禁饮禁食，减少胃内容物。肠梗阻或肠功能未恢复者，应插胃管持续吸出胃内容物以减少误吸的发生率。

②H_2受体阻滞剂如西眯替丁、雷尼替丁等，可抑制胃酸分泌，减少胃液量。抗酸药可以提高胃液pH，以减轻误吸引起的肺损害。

③饱胃患者需要全身麻醉时，应首选清醒气管内插管，可减少胃内容物的反流和误吸。对于麻醉前估计插管不困难者，也可选择快速诱导，但必须同时压迫环状软骨以防发生反流。大咯血或湿肺患者必须采用双腔导管隔离两肺。

3.喉痉挛

①严重喉痉挛必须争分夺秒，稍有贻误即可危及患者的生命。应立即去除造成喉痉挛的原因，如吸除声门和会厌附近的分泌物。

②用100%氧进行面罩加压供氧，同时应注意将下颌托起，以除外机械性梗阻因素，直至喉痉挛消失。

③在吸氧的同时应用静脉或吸入麻醉药加深麻醉，直至喉痉挛消失。

④如果上述处理无效，可应用短效肌肉松弛药琥珀胆碱，面罩加压给氧或气管插管来改善氧合，紧急时可先用16号粗针穿刺环甲韧带，解除梗阻，挽救生命。

⑤近来普遍应用肌松药及气管插管，以避免喉痉挛的发生。但未用气管插管的吸入或静脉麻醉的患者或病儿仍应警惕喉痉挛的发生并准备面罩给氧或气管插管用具。

4.支气管痉挛

①首先要快速明确诊断，去除诱因，其次是加压给氧以避免缺氧。

②通过加深麻醉（如提高吸入麻醉药浓度，增加氯胺酮、异丙酚剂量等）可以缓解大部分的支气管痉挛，如果仍不能缓解，可静脉注射或吸入拟交感类药和抗胆碱药。

③在使用β受体激动药时应常规准备抗心律失常药如利多卡因。对严重支气

管痉挛者不应使用高浓度吸入麻醉药，因在未达到支气管扩张效果以前，就有可能出现严重低血压。此时可静脉快速注射糖皮质激素，最好用氢化可的松琥珀酸钠100～200mg，但其抗炎效果并不能立即显现；伴低血压时可给麻黄碱。

④紧急时给肾上腺素静脉注射。酌情慎用氨茶碱，不推荐同时使用β受体激动药，在吸入麻醉药后可引起血浆茶碱浓度升高而诱发心律失常，调整呼吸参数，保证有效的潮气量，必要时施行手控通气。

5.缺氧

根据缺氧的原因和血氧变化，一般将缺氧分为低张性缺氧、血液性缺氧、循环性缺氧、组织性缺氧4种类型。麻醉中以低张性缺氧最为常见，PaO_2降低的原因有吸入气氧分压过低、外呼吸（通气或换气）功能障碍、静脉血分流入动脉。处理原则：①保持呼吸道通畅，纯氧吸入，加大通气量。②在全身麻醉插管状况下，应首先手控通气，评估肺顺应性、气管导管有无阻塞或脱出错位，并及时纠正。③对其他原因进行针对性治疗，如因弥散障碍则加用PEEP。

6.高碳酸血症

（1）原因
①通气不足；②呼出气体再吸入；③二氧化碳产生过多。
（2）处理原则
对症对因，如全身麻醉插管时可提高分钟通气量、增加氧流量、排除呼吸道阻力更换钠石灰、胸腔闭式引流、拮抗阿片类拮抗药、间歇性过度通气；延髓中枢损伤性抑制及椎管内麻醉平面过高时，则需机械辅助呼吸治疗等。

7.气胸

常见于过度正压通气肺泡破裂，及开腹手术损伤胸膜出现气胸，小量气胸可无明显的呼吸循环障碍；大量气胸可导致明显的肺萎陷和低氧血症；当气体单向进入胸膜腔时则出现张力性气胸，使胸膜腔内压进行性升高，导致纵隔移位、大血管受压、心排量下降。检查可见喘息样呼吸困难、患侧呼吸音减弱、肺顺应性降低、吸气峰压升高、低氧血症。必要时行胸腔闭式引流。

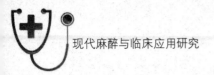

（二）麻醉中维持通气功能的方法

氧是维持人体生命的必须物质，也是维持脏器功能的基本条件，麻醉期间出现通气不足必导致缺氧与二氧化碳蓄积，前者可增加吸入氧浓度来弥补，后者只有加强通气管理维持足够的通气量。

1.供氧

氧气治疗的直接作用是提高动脉氧分压，改善因血氧下降造成的组织缺氧，使脑、心、肾等重要脏器功能得以维持；也可减轻缺氧时心率、呼吸加快增加的心、肺工作负担。给氧的效果因引起血氧下降的原因而异。呼吸系统疾患因动脉血氧分压下降引起的缺氧，给氧后大都有较好的效果；而循环功能不良或贫血引起者，常规给氧只能部分改善。

2.人工通气管理

（1）辅助呼吸

辅助呼吸适应证如下。

呼吸交换量不足时：如过量的吗啡类药、巴比妥类药等或全身麻醉过深抑制呼吸中枢。

呼吸动作受障碍时：如因手术体位、脊椎麻醉平面过广等。

剖胸手术中：为弥补肺萎陷所致的气体交换量不足，或预防纵隔摆动。在保留患者自主呼吸情况下，于患者吸气开始时挤压呼吸囊使患者的潮气量增加，而呼气时则放松呼吸囊，呼出气体排至囊内。挤压频率可连续或每间隔一次正常呼吸后挤压一次，压力一般为（$7 \sim 15cmH_2O$），但与患者的胸肺顺应性有关，以胸廓中度吹张为宜。

（2）控制呼吸

麻醉功能人为地、主动地产生呼吸动作。它可以不依赖患者的呼吸中枢，产生、控制呼吸。麻醉中机械通气的应用：①使用前检查麻醉机的功能是否正常，连接系统有无漏气。②调整麻醉机的参数，防止通气不足导致二氧化碳蓄积或过度通气导致呼吸性碱中毒。③要注意避免气道压过高，使心排量减少，甚至导致气压伤。④应随时观察胸廓活动情况和听诊双肺呼吸音，及时清除分泌物，保证呼吸道通畅。⑤应行呼气末二氧化碳监测或血气监测，及时调整参数。⑥应备有简易呼吸器，以便代用。⑦当患者出现自主呼吸与麻醉机对抗时，应及时处理。

第四节　术后镇痛技术

一、术后疼痛影响因素及疼痛的评估

许多因素会影响手术后患者疼痛的性质、强度和持续时间，可概括为：①外科手术部位、性质和手术持续时间；②切口与外科创伤的类型及程度；③患者的生理与精神状态；④手术前患者的精神生理与药物准备状况；⑤术后是否发生与手术有关的并发症；⑥麻醉方式与麻醉用药；⑦术后监护质量；⑧术前消除疼痛刺激的程度等。这些因素结合手术患者的具体情况互有差别。一般而论，术后疼痛程度和应激反应的大小取决于患者所经历手术的大小和部位，局部麻醉或神经干阻滞下行体表或四肢较小外科手术，手术后疼痛程度一般较轻，引起的病理生理改变也较小。颅内手术相对而言手术范围较小，脑组织中又缺乏疼痛感受体，因此引起的应激反应也小。而胸腔、腹腔内上腹部手术常产生术后显著疼痛，并可诱发术后较显著的神经和内分泌应激反应。

为了获得比较客观地诊断疼痛的方法，医学家们曾做出了许多尝试。但迄今为止，尚没有一种堪称精确可靠的疼痛评估方法，这给疼痛的客观辨识造成困难。目前对疼痛强度的评估主要是依据患者的主观描述，常用的方法如下。

（一）口述疼痛分级评分法

口述疼痛分级评分法是由一系列描述疼痛的形容词组成，将痛分成无痛、轻微疼痛、中等度疼痛和剧烈疼痛，由患者选择每级为1分，若患者选择"剧烈疼痛"其疼痛评分为4分。此法虽不够精确，但很简单，患者容易理解。

（二）术后患者临床表现疼痛分级法

依据WHO标准和术后患者临床表现可将术后疼痛分为4级。

0级：无痛，患者咳嗽时，伤口无痛。

1级：轻痛，轻度可忍受疼痛，能正常生活，睡眠基本不受影响。咳嗽时感觉伤口轻度痛，但可保持有效的咳嗽。

2级：中痛，中度持续的疼痛，睡眠受到干扰，需用镇痛药。患者怕咳嗽，

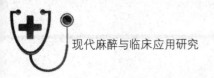

怕轻微震动。

3级：重痛，强烈持续的剧烈疼痛，睡眠、咳嗽以及呼吸可受严重干扰，需用镇痛药治疗。

（三）数字疼痛评分法（NRS）

数字评分法要求患者用0～10这11个点（或0～100共101个点）来描述疼痛强度。0表示无痛，疼痛较强时增加点数，10表示最剧烈疼痛而无法忍受。此是临床上最简单、最常使用的测量主观疼痛的方法，患者容易理解，可使疼痛的评分更加数据化，主要用于临床科研和镇痛药研究领域。

（四）视觉模拟疼痛评分法（VAS）

视觉模拟评分法是采用1条10cm长的直线或尺，两端标明有：0代表无痛，10代表最剧烈的疼痛，由患者在直线或尺上标出自己疼痛的相应位置，然后用尺测量出疼痛强度的数值或称评分。目前多使用正面为0～10（或0～100）的游离标尺，背面有0～10（或0～100）数字的视觉模拟评分尺，患者移动标尺达到自己疼痛的位置时，可立即在尺的背面看到具体数字，简单方便。

（五）小儿疼痛评估法

小儿疼痛评估比较困难。一般根据：①小儿的痛觉主诉；②家属、医护人员观察评估；③血压、心率和呼吸等生理参数改变；④哭、躁动等行为表现。但新生儿及小于5岁小儿难以表达疼痛感觉，临床观察常不可靠，生理参数只在严重疼痛时才改变。一般认为对新生儿及幼儿术后疼痛评估时行为改变比较有价值，疼痛时可有躁动、肌张力增加明显、哭泣等表现。6岁以上能合作的小儿可应用视觉模拟尺，标尺刻度旁画有易为小儿理解的笑及哭的面谱示意图，让病儿在标尺上指出自己的疼痛程度，但应预先教会小儿理解不同图像的意义。临床研究已证实行为和生理改变与病儿疼痛主诉呈明显相关。

二、术后镇痛方法

（一）口服给药

一般认为对手术中度和重度疼痛的治疗不宜采用口服给药。目前尚有新的给药途径如经皮肤或口腔黏膜给药等用于临床。

（二）胃肠道外给药

胃肠道外给药是治疗术后中度、重度疼痛的主要方法。尤其是新镇痛药和新的镇痛技术的出现，使术后镇痛更为安全和有效。

肌注：与口服给药相比肌注具有起效快、易出现峰值作用，但药物剂型和注射局部血流量会影响药物的吸收，且在不同患者之间应用同样药物，其血药浓度差异很大（3～5倍），以及峰值作用时间长短不一。但目前仍是我国围术期镇痛的主要给药途径之一。常用的药物有哌替啶、曲马朵等。

静注：静注麻醉性和非麻醉性镇痛药比肌注能够更快地达到镇痛的有效血药浓度，即起效时间短。对于术后患者已有静脉通路，应用较为方便、迅速。由于药物在体内很快重新分布，单次静脉应用时血药浓度达峰值后迅速下降，因而作用持续时间相对较短，要求反复用药。以静脉连续滴注的方法较好。

患者自控止痛：是近年来应用于疼痛治疗学的一项新技术，它可以使用多种镇痛药物，经不同途径（包括静脉、硬膜外腔等）给药，治疗分娩性疼痛、术后疼痛和癌性疼痛。患者自控止痛法的最大优点是能做到用药剂量个体化。

（三）椎管内镇痛

蛛网膜下腔镇痛：单次蛛网膜下腔注射阿片类药物可提供长时间镇痛作用，起效时间与药物脂溶性相关，作用持续时间取决于药物亲水成分。但单次注射药物有效剂量筛选困难。吗啡注入后因其脂溶性低与脊髓受体结合缓慢因而起效也较缓慢；从受体部位的缓慢释放表现为作用时间持久。此外，其亲水性易于在脑脊液中向头侧扩散，产生较广泛的镇痛平面，作用于脑部时可抑制呼吸。后者一般在给药后6～10h内发生，23h左右呼吸功能可恢复正常。

硬膜外镇痛：优点是不良反应少，药物有效剂量筛选容易，可以重复应用，而且安全、方便。由于药物必须透过硬脊膜产生作用，所以所用剂量和浓度比蛛网膜下腔镇痛量要大。

三、患者自控镇痛技术

患者自控镇痛（patient controlled analgesia，PCA）是让患者自身参与疼痛管

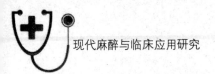

理的各种治疗方法的总称。标准PCA即是患者感觉疼痛时按压启动键通过由计算机控制的微量泵向体内注射设定剂量的药物，其特点是在医生设置的范围内，患者自己按需调控注射止痛药的时机和剂量，达到不同患者、不同时刻、不同疼痛强度下的镇痛要求。20世纪90年代，随着微电脑技术的飞速发展，PCA开始在临床上大量被成功使用。PCA镇痛方法迎合了患者的心理，患者能够参与镇痛治疗，在治疗疼痛的同时也进行了心理治疗。

（一）概述

1.PCA应用的优点

①符合镇痛药的药动学，容易维持药物在患者体内的最低有效止痛浓度（ME-AC）；②能够做到及时迅速止痛；③基本上解决了患者对止痛药需求的个体差异，有利于患者在不同时刻、不同疼痛强度下得到最佳镇痛效果；④相对减少了用药量，从而降低了并发症的发生率，有利于维持循环、呼吸功能的稳定；⑤有利于患者充分配合治疗，有利于咳嗽、排痰、肠蠕动的恢复（尤其用于硬膜外腔PCA时）；⑥可抑制机体过于强烈的应激反应，加快患者免疫功能的恢复，促进早日康复；⑦上胸段PCEA对缺血性心脏病、急慢性心肌梗死患者有心肌保护作用；⑧显著减少医护人员工作量。

2.PCA临床分类常用方法

①硬膜外腔PCA（PCEA）：硬膜外腔阻滞最早使用局麻药利多卡因或布比卡因、罗哌卡因或左旋布比卡因，由于后者作用时间长、止痛效果确切，目前多选用0.125%～0.25%浓度与阿片类药物联合使用。临床研究证明，局麻药与阿片类药物联合使用可降低两种药物用量，减少药物的毒性和不良反应。PCEA用量小，止痛效果可靠，持续时间长久，且作用范围局限，对全身影响相对较小，适用于头颈部以下区域性疼痛的治疗，特别适用于术后镇痛、产科镇痛及癌性镇痛；②静脉PCA（PCIA）：方法简单，起效快，适应证广泛，如癌痛、术后痛、创伤痛、烧伤后疼痛、炎症疼痛等，但其用药针对性差，对全身影响较大，其镇痛效果略差于PCEA；③皮下PCA（PCSA）：方法简单，但效果不够确切，用药注射量不宜太多，使用时间不能太长；④外周神经阻滞PCA（PCNA）：常用于

颈丛、臂丛、股神经、腰丛或坐骨神经处的PCA。

3.PCA常用药物

①麻醉性镇痛药，吗啡、哌替啶、芬太尼、舒芬太尼、丁丙诺啡、纳布啡、曲马朵等；②局麻药，0.1%～0.2%布比卡因、0.1%～0.25%罗哌卡因、0.1%～0.2%左旋布比卡因、0.1%～0.15%丁卡因、0.5%～1%利多卡因等；③其他药物，氟哌啶、咪达唑仑、氯胺酮、可乐定、皮质类固醇等；④治疗并发症药物，治疗恶心、呕吐、尿潴留、皮肤瘙痒等的药物。

4.PCA使用禁忌证

①睡眠性呼吸暂停综合征的患者；②有药物成瘾史的患者；③神志不清、有觉醒障碍的患者；④循环功能不稳定，有低血容量、低氧血症的患者；⑤对PCA镇痛概念不理解的患者；⑥缺乏训练有素的医护人员的医疗单位。

（二）PCA专用设备

PCA需要专用设备，即PCA泵。目前常用的PCA镇痛泵有电子驱动泵、弹簧泵、橡皮囊扩张泵。

PCA泵有多项指标的设定：

1.药物浓度

在配制PCA的镇痛溶液时，以其中一种药物的剂量作为设置标准，其单位为g/L或mg/L。

2.负荷量

负荷量指PCA开始时首次用药剂量。PCA原则上由患者根据自己的感觉自行用药，但为了减少操作，迅速止痛，负荷量多由临床医务人员给予。其用药方法及药物代谢规律与普通单次用药相似，但以较小剂量为宜，如0.2%罗哌卡因5ml+芬太尼10mg/L，或0.2%罗哌卡因5ml+丁丙诺啡15mg/L，或0.2%左旋布比卡因5ml+吗啡0.1g/L硬膜外注射，或氯诺昔康8mg静注等。临床椎管内麻醉的术后患者，其术终所用麻醉药亦可视为负荷量。

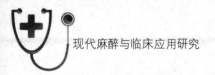

3.PCA剂量或追加量或指令量

PCA开始后，患者疼痛未能消除或疼痛复发时所追加的药物剂量称为PCA追加量（bolus）。理论上追加量应等于从血中或中央室的清除量，中央室或血中止痛药物浓度从而保持在最低有效水平。因此，追加量不可过大，以免造成血药浓度骤然升高，但剂量过小，必然会增加用药次数。以吗啡为例，其在硬膜外止痛中最适宜追加量为0.1～0.5mg/次，静脉bolus量以1mg/次为宜。

4.锁定时间

锁定时间即两次用药的时间间隔。设置锁定时间的目的在于防止在前一次所用药物完全起效之前重复用药而造成过量中毒。锁定时间的长短应根据所用药物的性质和使用途径而定。如吗啡静注自控止痛的锁定时间多定为5～10min，而硬膜外注射的锁定时间应延至10～30min，利多卡因和罗哌卡因硬膜外PCA的锁定时间分别为10min和20min。

5.持续给药或背景剂量

为减轻患者的操作负担，在持续用药的基础上由患者酌情自行加药。然而实践证明，即使基础剂量长时间使用亦可引起某些敏感患者镇痛过量中毒，所以这种方法在某种意义上违反了PCA基本原则。但在一些特殊情况下，通过计算将此剂量控制在最低水平（0.5ml/h）或夜间睡眠时参照日间用量设定基础剂量，有利于保证患者良好的睡眠。

6.PCA的注药速率

可依药物剂量、浓度、患者的实际需要随意设计调整，最快100ml/h，也可调至1～15ml/h；每次按压有效的PCA时，机器可经倒计数方式显示注药的百分数。

（三）PCA给药模式

1.单纯PCA（简称P模式）

患者全程自控，感疼痛时即按压镇痛泵上的控制开关1次，使一定量镇痛药注入体内，完全由患者自己控制给药。

2.持续给药+PCA（简称CP模式）

由镇痛泵持续输入一定量的镇痛药作为基础，病人感疼痛时可自控追加一定量的镇痛药。

3.负荷量+持续量+PCA（简称LCP模式）

先给一个负荷药量使患者基本上达到无痛，再给持续剂量，患者感觉疼痛时再按压PCA启动键。LCP模式的优点是：首先给予负荷剂量使尽快达到最低有效镇痛浓度（MEAC），然后用持续输注保证较稳定的血药浓度，通过间断PCA保证满意的止痛效果，而又可防止用药过量的并发症。其缺点是个体差异难以确定合适的持续给药剂量、速度，尤其在睡眠状态时，可能出现用药过量等情况。故在设定PCA泵的程序中必须精心构思，PCA泵为达到安全用药的目的有时间锁定功能，在锁定时间内按压开关不能给予镇痛药。

4.神经阻滞+PCA

手术结束时先行区域性神经阻滞，然后使用上述模式的PCA，这样可明显减少镇痛药物的用量。如开胸手术后，先用0.25%罗哌卡因行切口处的肋间神经阻滞，再接上PCA泵。用负荷剂量组明显优于无负荷剂量组，且更有利于维持患者所需的MEAC。只要选择适当的负荷剂量和持续剂量（如PCFA用0.0015%丁丙诺啡或0.01%吗啡溶液5ml+0.5ml/h）可使血药浓度更易维持在MEAC内，各年龄组亦无用药过量的现象。但是对不同药物，不同浓度的镇痛液是否用负荷剂量或持续剂量仍值得研究。

（四）PCA的管理新模式

未行规范化管理的PCA缺陷有：①并发症发生率较高，呼吸抑制为0.1%～0.99%，恶心呕吐为20%～29%，瘙痒为12%～14%，血压过低为0.5%～5.1%；②特殊病例镇痛质量不高，术后25%～31%小儿仍有中度以上疼痛，对尿潴留和瘙痒等不良反应以及未成熟儿呼吸抑制等的观察和处理，小儿硬膜外镇痛的护理等问题都较为特殊；③既往已使用阿片类治疗的慢痛患者的术后

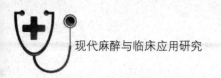

镇痛和高危患者的个体差异等特点，都对术后镇痛发展和管理提出了挑战。

（五）使用PCA镇痛应注意的问题

①同类药物（如吗啡与芬太尼）不要联合应用，不同类药物联合应用可增强镇痛效果，并可减少并发症，如镇痛药+局麻药，镇痛药+氟哌啶或氯胺酮，镇痛药+可乐定。

②PCA镇痛各种方法均优于口服或间断注射止痛药，PCEA用药量小，效果最好，其次依次为PCIA、PCSA、PCNA。

③PCA和常规注射止痛药一样，最易出现的并发症是呼吸抑制、恶心、呕吐、尿潴留，必须高度重视，加强监测，及时处理。

④加强宣传，提高医护人员、患者、家属的认识，掌握好注意事项，充分合作才能使PCA达到良好的治疗目的；有条件的单位可以开展APS模式，采用更加规范化地PCA管理。

（六）镇痛泵异常情况的显示与报警

使用PCA泵时注意观察下列提示，并给予处理：①输液管闭塞请检查输注管道；②药盒是否装上；③输液管有空气或已注射完毕，请排气或交换药盒；④电池不足，低电压，请更换电池；⑤PCA手键是否接上；⑥药盒没装药液或空药盒，请更换新药盒；⑦药量设定过低，重新设定；⑧药物剂量设定不相符，请检查；⑨PCA泵在静止状态，开启后是否工作；⑩镇痛溶液注射即将完毕。

第四章　临床麻醉期间的特殊症状处理

第一节　创伤患者的麻醉

一、创伤性休克的病理生理

休克是因组织氧供不足而引起的全身性疾病，包括低灌注引起的原发性细胞损伤以及由此而引起的继发性炎症反应，是导致创伤患者死亡超过半数的原因，其中40%的患者死于急性失血，而超过10%的患者死于休克后引起的多器官功能障碍综合征（MODS）。

（一）创伤性休克的病因

凡是造成全身氧输送、氧摄取和利用受损的任何因素都可导致休克的发生，尽管失血是导致创伤性休克最为常见的原因，但是休克往往是多种因素共同作用的结果。比如，胸外伤患者可能同时并发出血、张力性气胸、心脏填塞，这些因素都可引起全身低灌注，从而共同促发休克的发生。此外，患者的潜在并发症也可能是休克的重要促发因素，糖尿病和心肌缺血导致氧输送下降，酗酒、并发症的治疗药物可能导致机体低灌注状态，从而削弱机体正常的代偿机制。

（二）创伤性休克的病理生理机制

在创伤性失血早期，甚至是在低灌注还未进展到细胞缺血阶段时，机体就开始启动局部和全身性的代偿反应。受损血管收缩限制出血，而侧支血管扩张增加缺血组织血流。创伤后疼痛、失血和大脑皮质反应激活神经内分泌系统，增加心脏的变时和变力效应，将血流从缺血耐受性血管床分流到中心循环。这种体液的再分布效应使机体在血管内容量大量丢失的情况下仍能够维持心、脑等重要脏器的血流灌注。但这种体液的分流也是导致再灌注损伤的潜在原因。强烈收缩的血

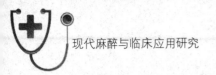

管床突然恢复血流时，可能释放大量局部积聚的毒性代谢产物进入中心循环，引起心功能障碍或心律失常。

休克的重要标志是组织细胞低灌注。当低灌注引起的氧输送下降超过细胞的代偿范围时，就会导致组织细胞功能障碍，进而促发炎症级联反应。炎症反应一旦启动，便成为一种独立于初始促发因素而发展的疾病过程，这就是为什么在创伤出血后，即使出血得到控制而且患者恢复到正常生命体征和正常血流灌注时，却仍可能死于MODS。

机体局部的一个器官的缺血将激发全身性炎症反应，该反应甚至会在充分复苏后仍持续存在，这就是严重失血性休克导致多器官功能障碍的病理生理学基础特定器官系统对创伤性休克的反应也有其特殊方式。

因为脑和脊髓的无氧代谢储备功能非常有限，含氧血流中断数分钟就会导致永久性神经损害。当氧供降低时，部分脑细胞可处于一定程度的冬眠状态并降低脑代谢率，这可以解释失血性休克进展过程中意识水平的变化：正常、激动、嗜睡、昏迷。血流完全中断的脑组织会发生细胞坏死和脑梗死，而缺血部位则发生细胞凋亡脑是机体对缺氧最为敏感的器官，机体将尽最大可能调动全身的代偿机制来维持脑的血流灌注，所以休克复苏后存活的患者几乎不会出现永久性神经功能损伤，除非在脑内存在局部脑血流障碍（如脑卒中或直接脑损伤）。

心脏功能在休克早期代偿性增强，表现为心率增快、心肌收缩力增强和冠脉血流增加。与脑一样，除非氧输送完全停止，否则心脏很少会成为低灌注的前哨损伤器官。创伤患者如果出现心肌缺血的表现（如血肌钙蛋白升高、心电图ST段改变等）则提示直接的心脏损伤（心脏挫伤）或潜在的严重冠脉疾病。然而，随着休克的病情进展，代谢性酸中毒对心肌的抑制作用，以及快速大量液体复苏引起的低温、贫血和低钙血症等因素的作用，常会出现心力衰竭。由于血管的收缩是能量依赖性的，进行性的缺血将最终导致血管系统衰竭，即使快速输注复苏液体也会发生对肾上腺素无反应的异常血管舒张，这也是致死性急性休克的标志。如果失血得到控制，患者活着转入ICU，全身炎症反应综合征或脓毒血症毒素释放也可能导致心力衰竭。

由于肺毛细血管是血液循环的下游过滤器，因此肺也是缺血时易受炎症产物侵害的器官之一。免疫复合物和细胞因子在肺毛细血管的积聚会导致中性粒细胞和血小板聚集、毛细血管通透性增加、肺组织结构破坏和急性呼吸窘迫综合征

（ARDS）。在创伤性休克患者中，肺通常是MODS的前哨受损脏器。

肾脏和肾上腺在休克时最早发生神经内分泌改变，产生肾素、血管紧张素、醛固酮、皮质醇、红细胞生成素和儿茶酚胺。在低血压时，肾脏通过选择性收缩血管、肾髓质和肾皮质部血液的自身调节以维持肾小球滤过率。持续性低血压会导致细胞能量下降、尿浓缩功能丧失，继而出现斑片状细胞坏死、肾小管上皮细胞坏死和肾衰竭。

肠道是受低灌注影响最早的脏器之一，并且可能是MODS的主要促发因素。休克早期即可出现强烈的血管收缩，并且常导致"无复流"现象（即使在体循环恢复的情况下仍然存在）。肠细胞的死亡会破坏肠黏膜的屏障功能从而导致细菌向肝脏、肺移位，进而可能导致ARDS。肝脏具有复杂的微循环，已证实在休克恢复期间会受到再灌注损伤。肝细胞新陈代谢活跃，在缺血性炎症反应和血糖调节方面发挥着重要作用。休克后出现的肝脏合成功能衰竭甚至可能致命。骨骼肌在休克期间代谢并不活跃，而且耐受缺血缺氧的能力强于其他器官。当出血促发外周血管收缩但还不至于威胁中心循环时，创伤患者能够维持正常的神志和生命体征。但是在外周组织却不断积累着氧债，大量骨骼肌持续性的缺血会产生大量乳酸、自由基及炎症介质，最终成为促发全身炎症反应综合征的重要因素。骨骼肌细胞持续性缺血还会导致细胞内钠离子和游离水增加，从而加剧血管内及组织间液的消耗。

（三）创伤性休克的诊断

由于休克的后果非常严重，尽快诊断并尽早治疗对改善创伤性休克患者的临床转归至关重要。首先必须明确创伤的性质：任何高能量创伤（高处坠落、机动车相撞、枪伤和工业爆炸等）都可能导致休克的发生。其次，患者的意识状态改变也非常重要：随着休克病情的进展，患者的意识可发生正常—焦虑—激动—嗜睡—昏迷的渐进性改变。再次，早期的生命体征对诊断也有帮助：休克患者的早期表现有面色苍白、外周湿冷伴冷汗、脉搏细弱和脉压降低等。

反映组织低灌注的实验室检查是早期诊断休克的可靠指标。动脉血的碱剩余或呼吸因素校正后的 pH 可用于估计休克的严重程度。血乳酸含量是诊断休克的另一敏感指标。因为乳酸从循环中清除的速度要比酸中毒纠正慢，所以血乳酸水平是反映休克严重程度和持续时间的可靠指标。入院时的血乳酸水平是预测严重

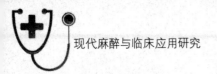

创伤患者临床预后的敏感指标，乳酸从循环中的清除速率则可反映创伤患者的复苏效果和质量。即使存在大量失血，机体通过代偿也能维持正常的生命体征，所以代谢性酸中毒或血乳酸升高就是反映低灌注的最早和最敏感指标。同样，术后早期的 ICU 患者，生命体征稳定但血乳酸持续升高，就应该怀疑是否存在隐匿性低灌注综合征（如未发现的代偿性休克），可能需要采取更为积极的液体治疗策略。

尽管有些方法可用于持续监测休克的程度和对治疗的反应，但是目前还没有较为理想的措施。混合静脉血氧饱和度已被证明与灌注密切相关，并且能够对全身的灌注变化快速反应，但是需要放置中心静脉导管或肺动脉导管。持续监测胃黏膜的pH可敏感反映患者的全身灌注状态的变化，但是该监测仪过于笨重，使用不便，定标困难，并且需要较长时间才可获得稳定的平衡，所以目前基本被弃用。通过快速评估舌下二氧化碳浓度的简单方法也正在被开发利用，但还未获得广泛应用。易损骨骼肌组织近红外线血氧测定仪可能是目前较有前途的监测方法，该方法无创且使用方便，肌肉的组织氧饱和度与混合静脉血氧饱和度密切相关。该监测方法已经被用于指导创伤患者在ICU的复苏并获得了较好的结果。

考虑到创伤患者的生理差异较大，生命体征的动态变化趋势比其绝对值更有价值，因此动态持续性监测和密切观察患者对治疗措施的反应尤为重要。

二、麻醉处理

创伤患者的麻醉可根据创伤部位、手术性质和患者情况选用神经阻滞、椎管内阻滞或全身麻醉。椎管内阻滞适于下肢创伤手术，对有严重低血容量甚至休克患者，禁用蛛网膜下隙阻滞；在补充血容量的前提下，慎用连续硬膜外阻滞。全身麻醉则适于各类创伤患者。但是，不能绝对肯定某种麻醉药或麻醉技术较其他药物或方法更优越，麻醉方法的选择决定于：①患者的健康状况；②创伤范围和手术方法；③对某些麻醉药物是否存在禁忌，如氯胺酮不适用于颅脑外伤患者；④麻醉医师的经验和理论水平。

（一）神经阻滞在创伤患者中的应用

对一些创伤范围小、失血少的患者，神经阻滞有一定的优点，如可以降低交感神经张力、减轻应激反应、减少术中出血和术后深静脉血栓形成，患者在手术期间保持清醒状态，有利于神经功能和意识状态的判断，并有助于术后镇痛。至于是否选用神经阻滞，麻醉医师则应根据手术要求和所选麻醉方法的禁忌证决定。原则上对于循环不稳定、有意识障碍、呼吸困难或凝血功能差的患者，忌用神经阻滞。

（二）全身麻醉诱导与维持

对于严重创伤患者，麻醉药物的治疗指数非常低。同样的患者，如果是创伤后，其所谓的"安全"诱导剂量也可能造成致命性危险。对于稳定的创伤患者麻醉诱导与一般择期手术患者无明显区别，而对低血容量的多发伤患者则要警惕。不管选择哪种药物，休克患者麻醉处理的关键就是小剂量分次给药。

1.硫喷妥钠

可降低脑氧代谢率（$CMRO_2$）、脑血流量（CBF）、颅内压（ICP），适用于颅脑创伤而血容量基本正常和循环功能稳定的患者，但该药能使心肌抑制和血管扩张而致低血压，故宜小剂量分次静注。

2.依托咪酯

对心血管影响轻微，能降低$CMRO_2$、CBF、ICP，增加脑灌注压（CPP），因此适用于休克或循环功能不稳定的创伤患者及伴有颅脑外伤的多发患者。依托咪酯的问题包括注射部位刺激痛和肌痉挛，可以通过静注利多卡因、小剂量咪达唑仑（1~2mg）和肌松剂快速起效来减轻这些不良反应。虽有单次静注依托咪酯后抑制肾上腺皮质功能的报道，但这种抑制作用的时间短且不完全，临床意义尚存在争论。

3.氯胺酮

该药一方面因神经末梢去甲肾上腺素的释放引起收缩压增高和心率增快，另一方面对高交感神经活性的患者，因使心肌收缩力降低而致血压下降，以及增加$CMRO_2$、CBF、ICP，故不适用于颅脑外伤或伴有高血压、心肌损伤的创伤患者。

4.丙泊酚

其心肌抑制作用与硫喷妥钠相似，因此应减少剂量小心慎用。对于严重创伤患者，即使已充分复苏，丙泊酚的诱导剂量也大为减少。该药可降低$CMRO_2$、CBF、ICP。

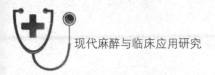

5.咪达唑仑

小剂量咪达唑仑能提供良好的镇静、遗忘和抗焦虑作用。对心血管功能无影响，因此小剂量分次静注常用于清醒性镇静，包括清醒气管内插管，该药能使ICP降低。

6.芬太尼和苏芬太尼

芬太尼对血流动力学或血管的作用较小，与镇静药结合使用有协同作用。对高交感张力的患者，该药可使心率减慢和血压下降，给予芬太尼一个负荷剂量后，以$0.02 \sim 0.10 \mu g/（kg \cdot min）$静注可获得稳定的血浆（镇痛）浓度，并使吸入麻醉药MAC降低约50%。苏芬太尼类似芬太尼，但作用时间长，静注的剂量为$0.003 \sim 0.01 \mu g/（kg \cdot min）$。

7.吸入麻醉剂

所有吸入麻醉剂均可引起剂量相关性的血压降低，也可产生与剂量相关的CBF增加，后者可导致ICP增高，即使是异氟烷扩张脑血管作用最小，但对严重ICP增高的患者，也应避免使用。因为心排血量降低，而肺通气量相对增加，休克患者吸入麻醉剂的肺泡浓度上升较快，动脉分压也会升高，可能加大其心肌抑制作用。

吸入麻醉剂一般用于全身麻醉维持。N_2O有加重气胸或颅脑积气的危险，因此不适用急性多发伤患者；七氟烷起效和苏醒迅速，对气道无刺激作用，可用于麻醉诱导；地氟烷血气分配系数最低（0.42），并且在体内几乎无代谢（0.02%），尤其适用于长时间手术的麻醉维持；恩氟烷有一定的肾毒性作用，对于长时间手术或肾功能障碍的患者使用受限；异氟烷有较强的扩张周围血管的作用，但对心排血量、心率和心律影响小。

（三）术中监测

创伤患者应有基本的无创监测，包括ECG、无创血压、中心体温、脉搏血氧饱和度、呼气末CO_2监测及尿量监测等。呼气末CO_2监测结合动脉血气分析对判断循环容量状况很有帮助。PCO_2与$PaCO_2$的差值代表了肺泡无效腔的变化，而后者又可反映出血容量的改变。对于严重创伤或循环不稳定的患者，宜采取有创监测，包括直接（桡）动脉穿刺测压、CVP及肺动脉楔压等。有条件情况下监测每搏量变异（SVV）有助于指导容量治疗。此对伤情严重程度的判断和衡量治疗措施是否有效均具有重要价值。

第二节　危重症患者麻醉期间的常见症状处理

一、围手术期诱发肺水肿的因素

（一）麻醉因素

单纯因麻醉因素引起肺水肿并不多见，往往患者有潜在的肺水肿因素，再加上麻醉的因素才发生。曾有二尖瓣置换术以吗啡麻醉，术毕用纳洛酮拮抗发生肺水肿的报道。可能是由于拮抗药增强交感反应、血管收缩，大量回心血进入肺循环导致肺水肿。还有冠心病患者静脉注射氯胺酮后由于肺动脉压和左房压升高发生肺水肿。此外，胃酸反流误吸及药物过敏均可能发生通透性肺水肿。全身麻醉苏醒期停止间断正压通气可能增加心排血量和肺泡CO_2分压，减少肺泡氧分压，也可促进肺水肿发生。呼吸道梗阻和麻醉过浅继发高血压等均能诱发肺水肿。麻醉性镇痛药如海洛因过量中毒也可引起肺水肿，原因可能是呼吸中枢抑制、肺动脉高压、神经源性或过敏反应。高浓度或纯氧吸入治疗超过24h可能损害黏膜细胞，增加肺毛细血管通透性，导致肺泡和间质肺水肿。

（二）常见的原发疾病因素

①心脏病患者术中可能诱发肺水肿，特别是二尖瓣中度狭窄患者，瓣口面积1.1～1.5cm²，静息时左房压及肺动脉压上升。一旦精神紧张、心动过速、回心血量增加，而左心排血受阻，左房压和肺动脉压进一步上升，极易诱发肺水肿。

②心内手术纠正畸形后不适应可能出现急性心力衰竭引起肺水肿，如严重肺动脉瓣狭窄，一旦切开狭窄的瓣膜，肺血流突然增加，肺毛细血管静水压增高诱发肺水肿。左、右心室不等大，术后也易诱发肺水肿，如成人巨大的房间隔缺损使左室发育不全，修补后左室不能排出骤增的血容量，诱发肺水肿。必要时在间隔上切一小口，才能缓解。

③重症嗜铬细胞瘤患者在切除肿瘤前，麻醉或探查剥离肿瘤使大量儿茶酚胺释放，周围血管收缩，大量血液进入肺血管床造成肺动脉高压，诱发肺水肿。更严重的是长时间的严重嗜铬细胞瘤可引起儿茶酚胺心肌炎，切除肿瘤后不能耐受血压下降和输液而并发肺水肿。

④颈部肿瘤压迫气道、喉水肿或白喉等引起气道梗阻，造成严重缺氧和用力呼吸，往往在气管造口前即可发生肺水肿。

⑤脑动脉血管破裂或重症颅脑创伤，尤其是下丘脑损伤，容易导致神经源性肺水肿。多因颅内压升高，兴奋交感神经中枢，周围血管收缩，血液移入肺血管床。同时左房压显著升高导致肺水肿。所幸非外伤性颅内疾病开颅手术极少引起神经源性肺水肿，可能是交感神经中枢被麻醉抑制所致。

⑥革兰阴性杆菌感染所致的脓毒血症常引起通透性肺水肿，甚至急性呼吸窘迫综合征（ARDS）。

⑦流感病毒导致病毒性肺炎也可诱发肺水肿，特别是二尖瓣狭窄患者。

（三）手术因素

体外循环转流2h以上可破坏白细胞，分解血小板，使纤维蛋白受损，血红蛋白变性，游离脂质释放形成大量微聚集物，阻塞毛细血管，导致缺氧，改变肺毛细血管通透性，降低胶体渗透压，都可促进肺水肿的发生。体外循环时支气管供血大量回流至左心房或左心房引流不畅引起肺血管扩张引起肺动脉高压，诱发肺水肿。

全肺切除术使两侧肺的循环量灌注到一侧肺血管，必然引起肺动脉高压，增加右心负荷，对输液量极为敏感，稍一过量极易在术中或术后发生肺水肿。尤其慢性肺脓肿患者心肌供氧不足，心肌受累更易发生肺水肿。食管切除术如广泛清除淋巴结，妨碍肺淋巴回流，输液稍多也易诱发肺水肿。

巨脾切除手术常因脾静脉结扎稍晚或暴力搬动巨脾，使大量脾血"挤入"循环，导致回心血量过剧出现肺水肿。有人为了避免结扎脾动脉后出现低血压，有意静脉注射肾上腺素1mg，使脾血通过"药物挤压"还血后，再结扎脾静脉切除脾，更易出现严重高血压和肺水肿，该方法应该避免。

坐位颅后窝手术可能发生空气栓塞引起肺水肿，突然阻断主动脉也可能诱发肺水肿。预防空气栓塞可应用弹性绷带绑四肢以提高静脉压；阻断主动脉应准备扩血管药，降低上半身血压进行预防。

二、急性肺水肿的治疗

围手术期肺水肿的治疗包括五大方面：①充分供氧和正压通气；②快速利尿，减少肺间质和肺泡内过多的液体；③扩血管药，降低心脏前、后负荷；④增强心肌收缩力；⑤发现和治疗原发病。

（一）充分供氧和正压通气

肺间质水肿或肺泡内泡沫分泌液大大阻碍氧弥散，出现不同程度的低氧血症，常需吸入高浓度氧。吸入纯氧动脉血氧分压仍低于50mmHg，或大量血性泡沫痰不断涌出淹没肺泡时，应立即采用正压通气。正压通气包括间歇性正压通气（IPPV）和持续正压通气（CPAP）或呼气终末正压通气（PEEP）。IPPV治疗肺水肿的理论依据：增加肺泡压与肺组织间隙压力，阻止肺毛细血管内液渗出和肺水肿的产生；降低胸腔静脉血回流，降低右心房充盈压；增加功能残气量；提高氧的吸入浓度；减少呼吸肌疲劳，降低组织氧耗量；加压气流可使气道内的泡沫破碎。一般采用IPPV的潮气量为12~15mL/kg，每分钟通气次数12~14次，吸气峰压不应高于30mmHg。若患者经用IPPV（$FiO_2 > 0.6$）后仍不能提高PaO_2，而且存在严重的肺内分流，应改用PEEP。PEEP通过开放气道，扩张肺泡，使肺内过多的液体重新分布到影响气体交换较小的部位，提高PaO_2和肺顺应性。但是PEEP只是一种支持疗法，不能减少血管内液渗出和血管外的液量。PEEP一般先从$5cmH_2O$开始，逐步增至$10cmH_2O$，重症ARDS可增至$15~30cmH_2O$，尽量以不减少心排血量为准。如患者有自主呼吸，可选择CPAP，对心排血量影响较PEEP小。为了保证气道的通畅，吸引分泌物及进行有效的供氧，可考虑行气管内插管。严重肺水肿大量泡沫性分泌物充满肺泡，严重妨碍气体交换，可采用去泡沫剂降低泡沫表面张力，使泡沫破裂。常用95%乙醇溶液或1%硅酮液于挥发器或湿化瓶内，随正压氧同时吸入。二甲硅油喷雾吸入去泡沫效果更好。

（二）快速利尿，减少肺间质和肺泡内过多的液体

减少肺间质和肺泡内过多液体的最有效的药物是利尿剂。尤其对心源性或输液过多引起的急性肺水肿几乎已成为常规治疗方法，静脉注射呋塞米40mg，不见效时可加倍剂量重复给药。呋塞米可迅速、有效地经肾脏排出过多的液体。而且，静脉注射呋塞米后常在利尿之前肺水肿就已经明显好转，说明利尿剂除了利

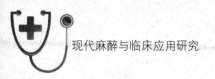

尿作用外，还能增加静脉容积、降低静脉回流和减轻肺水肿。但大量利尿时应警惕低钾及血容量不足，应及时补充血容量和纠正离子紊乱。

（三）扩血管药，降低心脏前、后负荷

如果肺水肿是由于充血性心力衰竭引起的，α受体阻滞药和硝酸甘油等降低前负荷的方法非常有益。α受体阻滞药如酚妥拉明可阻断儿茶酚胺、组胺和5-羟色胺等血管活性物质对血管的收缩反应，解除肺小动脉、小静脉痉挛，降低后负荷，增加心排血量。硝酸甘油或硝普钠直接作用于血管平滑肌，降低周围血管阻力，降低后负荷，增加心排血量，从而使肺循环内血液向体循环转移，减轻肺水肿，而且增加冠状动脉灌注，降低心肌耗氧量，改善左心功能。扩血管药降低肺动脉压，可改善ARDS患者预后。但是扩血管药增加肺淋巴生成，抑制肺缺氧性肺血管收缩，加重肺内分流和低氧血症。吗啡对肺水肿的有利影响，除了中枢镇静作用减少氧耗量外，还扩张周围血管，降低右心充盈压和左房压，曾是治疗急性肺水肿的常规用药，至今也普遍应用。近年来一氧化氮（NO）治疗肺水肿患者的低氧血症和肺动脉高压备受关注。NO能降低肺毛细血管静水压和血管通透性，减少肺淋巴流量。

（四）增强心肌收缩力

急性肺水肿并发低血压时，多为严重左心衰竭或低心排血量，往往需要正性变力药。正性变力药增加心肌收缩力，增加心排血量，提升血压，改善组织灌注，纠正组织缺血、缺氧，促进肺水肿恢复。一般首选多巴胺2～10μg/（kg·min），如升压效果不明显，可并用肾上腺素0.1～0.5μg/（kg·min）。

急性肺水肿纠正低血压后，再用袢利尿剂，利尿效果更明显。

（五）发现和治疗原发病

发现病因是评价自然转归和预后、指导治疗的关键。如二尖瓣狭窄患者由于心动过速诱发急性肺水肿，紧急行二尖瓣口扩张即可缓解。总之，早期诊断和恰当处理是改善预后的关键。

（六）液体管理

应用利尿剂减轻肺水肿可能改善肺部病理情况，但是利尿减轻肺水肿的过程

可能会导致心排血量下降，器官灌注不足，必须在保证脏器灌注的前提下进行。

急性肺水肿是否应用白蛋白应视情况而定。高压力型肺水肿肺毛细血管静水压大于胶体渗透压，大量低蛋白液体溢向肺间质及肺泡内，出现低血容量休克。静脉注射5%白蛋白0.5~2L，很快使血流灌注衰竭逆转，还可增加胶体渗透压，促进肺水肿恢复。而通透性肺水肿患者，由于血管通透性增高，大分子蛋白质容易漏向肺间质及肺泡内，使更多的液体积聚在组织间隙内，应用白蛋白会加重肺水肿。但是如果存在低蛋白血症，可通过补充白蛋白和应用利尿剂，有助于实现液体负平衡，并改善氧合。

羟乙基淀粉具有防堵毛细血管漏的作用，其机制是：①生物物理作用：羟乙基淀粉具有形状及大小合适的分子筛堵漏；②生物化学作用：抑制炎症介质的表达，减少促炎介质释放，减少白细胞与内皮细胞相互作用（防止中性粒细胞黏附），从而改善微循环、减轻炎症反应、减少内皮损伤。对于通透性肺水肿建议少用天然胶体白蛋白，以人工胶体补充血容量。但是尚需进一步研究以证实其作用。

（七）其他治疗

关于大剂量肾上腺皮质激素的应用存在争议。一般认为，皮质激素能改善毛细血管通透性，稳定溶酶体膜，防止液体漏出，尤其对通透性肺水肿有利。但也有人认为收效有限。

三、恶性高热危象的治疗

一旦发生恶性高热要求立即开始进行干预性治疗。主要方法包括立即阻断诱发因素，吸入100%纯氧，过度通气以及使用丹曲林钠治疗。需要呼叫其他人员，因为必须有助手来混合丹曲林。丹曲林是一种与氢氧化钠相混合的难溶解的液体。pH为9~10（否则不能溶解），并且等渗（150mg/mg丹曲林每小瓶3g）。20mg丹曲林必须与50ml消毒蒸馏水（没有盐或D5W）混合。如果没有立即溶解，产生清澈的橙黄色液体，应该在流水下加热。丹曲林的首次剂量为静脉内给药2.5mg/kg，必要时重复给药直到剂量达10mg/kg。每5~30min可重复首次剂量，心率、体温和$PaCO_2$是临床治疗的最佳指导。典型的病例静脉内给予丹曲林后的6~20min可以看到反应，在20min内连续血气分析首先出现呼末CO_2的下降。在儿童和成人丹曲林的半衰期为10~12h。

其他支持性治疗也是必要的一积极地降温，纠正酸中毒（2～4mEq/kg碳酸氢钠）及纠正电解质紊乱。治疗高钾血症最有效的方法是通过有效剂量的丹曲林逆转恶性高热。持续性高钾血症可以通过过度通气，碳酸氢钠，静注葡萄糖和胰岛素（10个单位常规胰岛素溶入50mL 50%的葡萄糖溶液中或0.15U/kg常规胰岛素溶入1mL/kg50%葡萄糖溶液中）来治疗。仅对严重的心律失常和心功能衰竭的患者使用钙剂，剂量为2～5mg/kg氯化钙。治疗心律失常也可以应用普鲁卡因1.5mg/kg，每5min一次，总量不超过15mg/kg或给予利多卡因1mg/kg。β受体阻滞剂艾司洛尔也可用于心动过速。钙通道阻滞剂要避免和丹曲林一起使用，可导致高钾血症和心肌抑制。

在治疗的同时，应监护动脉血压，中心静脉压和肺动脉压。插入尿管并维持尿量。扩容治疗应包括每10min输注一次10～15mL/kg的冰盐水而不是乳酸林格液。降温措施包括冰罩降温和实施胃、创口及直肠灌洗。其中胃灌洗是最迅速最有效的降温方法。腹膜透析和体外循环也是需要的。当体温达到38℃时降温治疗就要停止了，避免体温过低。

更换CO_2吸收装置和麻醉回路可去除诱发因素的残留。尽管可利用动脉血气来确定酸中毒的程度，但混合中心静脉血气结果对治疗有更好的指导作用。同时也应监测血生化（电解质、肌酸激酶、肝功能、血尿素氮、乳酸、血糖）和凝血功能（凝血因子时间、激活的纤维蛋白原、部分促凝血因子激酶时间、纤维蛋白分解产物、血小板计数、血清血红蛋白和肌红蛋白、尿血红蛋白和肌红蛋白）。

重要的一点是在45min内患者应完全恢复正常；否则，应实施加强治疗。有25%的患者会复发，通常是在首次发作的4～8h，但有报道复发最迟在36h之内。如果患者感到烦闷并伴随如下症状，持续性高钾血症、残留肌肉僵直、大量的液体需求及少尿进一步发展为无尿。应重复应用丹曲林，即使在一个24h治疗过程中每6h静脉给予1～2mg/kg的剂量成功控制首次发作。如果没有复发的征象，24h后可以停用丹曲林。另外，一些指南上推荐每4～8h给予口服丹曲林1mg/kg，持续48h。

弥散性血管内凝血将发生，可能是由于促凝血因子激酶的释放继发休克和/或细胞内物质释放或细胞膜的破坏。应立即给予常规的DIC治疗。

肌红蛋白尿性肾功能衰竭也将发生，严重的肌红蛋白尿在恶性高热发作的4～8h出现。持续给予丹曲林治疗对其是有帮助的（每小瓶甘露醇3g），也可给予速尿0.5～1mg/kg。肌酸激酶升高的程度可指导丹曲林持续治疗时间。

四、恶性高热患者的麻醉

恶性高热易感患者的麻醉应使用下列药物：氧化亚氮、巴比妥类药物、依托咪酯、丙泊酚、阿片类镇痛药、镇静剂及/或非去极化肌松药。所有挥发性麻醉药和琥珀胆碱要避免使用。

近来一致认为如果没有使用诱发性药物，则不需要给予丹曲林进行预处理。这可以避免丹曲林的不良反应：肌肉无力和恶心。然而，已知的恶性高热高敏患者必须实施外科手术，就需要提前应用丹曲林了，由于患者和麻醉医生的担心来自先前发生的恶性高热的严重程度。丹曲林可以口服也可以静注，口服剂量是4.8mg/（kg·d），在麻醉之前的48h内分3～4次服用，或在诱导前一次性静注2.5mg/kg。由于口服丹曲林吸收不稳定，副反应明显，所以静注是更好的选择。

为准备一台清洁的麻醉机，所有汽化装置、CO_2吸收装置、新鲜气体出口管路、环路及面罩都应更换。机器应被100%氧气以10L/min的流量净化10min。

避免诱发恶性高热的其他方法包括：①中至重度的术前用药，使用镇静剂、巴比妥类药物、苯二氮䓬类药物或阿片类药物。②平衡麻醉技术（一氧化二氮/氧气、巴比妥钠、阿片类药物及任何非去极化肌松药），另外，严密的监护是麻醉管理的一个重要方面。尤其是呼末CO_2、脉搏氧饱和度、中心体温。准备好丹曲林可以随时应用也是很重要的。

酯类和酰胺类局部麻醉药用于区域麻醉或局部麻醉是可以的。尤其在产科麻醉，区域传导阻滞麻醉无论对于顺产还是剖宫产都是最好的选择。但是如果必须实施全身麻醉，琥珀胆碱应避免使用。不需要预防性应用丹曲林，如果认为需要给药，应在胎儿脐带被钳夹之后，避免影响婴儿。

恶性高热易感患者实施日间手术，需要术后监护至少1h。并且要准备丹曲林及监护设备。

第三节　休克患者麻醉处理

一、麻醉前准备与用药

休克患者实施麻醉前，必须充分了解患者的全身情况，在短时间充分完善麻

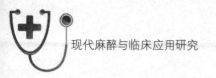

醉前准备，依照患者全身情况、休克类型和程度进行个体化处理。

（一）低血容量休克的准备

1.补充血容量

①开放2~3条静脉通路，严重者行深静脉穿刺置管，积极抗休克。

②同时监测中心静脉压，术前查血型、交叉配血，急查血常规和凝血常规，充分了解红细胞、血红蛋白、白细胞计数和分类、血细胞比容及出凝血时间等，若有条件可行血气分析检查。

③估计出血量，备好充足抢救用血量。通过输血补液纠正血容量，使收缩压>90mmHg，积极改善休克状态，争取尽早实施手术，解除休克原因。

④在纠正病因的同时必须进行液体复苏，可以选择晶体溶液（如生理盐水和等张平衡盐溶液）和胶体溶液（羟乙基淀粉）。为保证组织氧供，血红蛋白降至70g/L时应考虑输血。

⑤对于有活动性出血的患者、老年人以及有心肌梗死风险者，血红蛋白保持在较高水平更为合理，大量失血时应注意补充凝血因子。

⑥未控制出血的失血性休克是低血容量休克的一种特殊状态和类型。对出血未控制的失血性休克患者，应早期采用控制性复苏，收缩压维持在80~90mmHg，以保证重要脏器的基本灌注，并尽快止血。出血控制后再进行积极容量复苏。但对于并发颅脑损伤的多发伤患者、老年患者及高血压患者应避免控制性复苏。

2.血管活性药物的应用

①对低血容量休克的治疗原则为提升血压，首先采取扩容治疗，低血容量休克患者一般不常规使用血管活性药，血管活性药会进一步加重器官灌注不足和缺氧。

②临床上，通常仅对在足够的液体复苏后仍存在低血压或者尚未开始输液的严重低血压患者，才考虑应用血管活性药和正性肌力药。扩容已满意而血压仍不能有效回升时，可静脉滴注小剂量多巴胺2.5~10μg/（kg·min）以提升血压。

③若扩容后血压虽已恢复，但四肢仍冰凉、苍白、花斑、尿少及血乳酸增高，提示组织灌注仍然不足，休克尚未解除，可静滴小剂量多巴胺改善微循环和

组织灌注。

④必须在严密监测心率、血压、中心静脉压、肺动脉楔压、心排量及尿量下应用血管活性药物，合理控制滴速，防止血压骤升骤降。

3.保护脏器功能

①开始治疗休克时就应重视保护脏器功能，保证呼吸道通畅，必要时进行人工呼吸或呼吸机治疗。

②留置导尿管，观察尿量，预防急性肾功能衰竭，以尽快纠正低血容量。

③切忌滥用缩血管药升压加重器官灌注不足和缺氧。

④在血容量未补足前，也禁忌使用利尿药，以防血容量进一步减少。

⑤保护心肺功能，用CVP或PCWP指导补液，防止输注过多、过快。

⑥一旦出现肺水肿或心力衰竭，按心源性休克处理。

⑦纠正缺氧、电解质紊乱、酸碱失衡等预防心律失常。

（二）感染性休克的准备

1.维持循环稳定

补液治疗，注意纠正酸碱失衡；在血容量基本补足后可适量应用正性变力药和血管活性药。

2.控制感染

尽早应用广谱抗生素，必要时手术彻底清除感染病灶。

3.维护呼吸功能

保持呼吸道通畅，吸氧；有急性呼吸窘迫综合征倾向时，尽早开始机械通气施行IPPV及PEEP，以改善氧合。

4.激素治疗

对近期已用过激素，或抗休克综合治疗效果不理想者，可应用大剂量激素治疗，如泼尼松龙30mg/（kg·24h），连用48h；或地塞米松3mg/kg，每4～6h一次，连用48h。

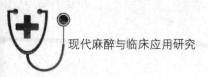
5.凝血障碍处理

全身感染时易并发凝血因子时间延长、部分凝血活酶时间延长及血小板减少等凝血功能异常。一般通过控制感染后可自动纠正，但为预防DIC，尽早输新鲜冷冻血浆及血小板，改善凝血功能。

（三）心源性休克的准备

心源性休克的发病突然、病情危急，应抓紧麻醉前2～3h的全面准备，力争初步纠正休克。

1.一般处理

绝对卧床休息，有效镇痛，因急性心肌梗死所致者给予吗啡3～5mg静脉注射。建立有效的静脉通道，必要时深静脉置管。监测尿量、心电、血压和血氧饱和度。持续吸氧，4～6L/min，必要时行气管插管或气管切开，人工呼吸机辅助通气。

2.补充血容量

首选低分子右旋糖酐250～500mL静滴或0.9%氯化钠液500mL静滴，尽量在血流动力学监测下补液，外周静脉充盈不良，口渴，尿量<30mL/h，尿比重>1.02或中心静脉压<6mmHg，提示血容量不足。

3.血管活性药物的应用

首选多巴胺或与间羟胺合用，再根据血流动力学选择血管扩张剂。

①肺充血而心输出量正常，肺毛细血管嵌顿压>18mmHg时，应用静脉扩张剂如硝酸甘油，并适当利尿。

②心输出量低且周围灌注不足，但无肺充血，肺毛细血管嵌顿压<18mmHg，肢端湿冷时，应用动脉扩张剂如酚妥拉明。

③心输出量低且有肺充血及外周血管痉挛，肺毛细血管嵌顿压18mmHg而肢端湿冷时，应用硝普钠。应用血管扩张药必须严防血压过低，特别是并存脑血管硬化和冠状动脉硬化的患者。

4.正性肌力药物的应用

洋地黄制剂：在急性心肌梗死后的24h内尽可能避免应用洋地黄制剂，在休克治疗无明显改善的情况下可酌情静脉注射毛花苷C0.2～0.4mg。

拟交感胺类药物：多巴胺、多巴酚丁胺及多培沙明等。

双异吡啶类药物：米力农2～8mg或氨力农0.5～2mg/kg静滴。

5.其他处理

激素应用：休克4～6h内尽早使用糖皮质激素，如氢化可的松100～200mg或地塞米松10～20mg，必要时每4～6h重复1次直至病情改善。

纠正酸中毒：应用5%碳酸氢钠。

机械性辅助循环：经积极治疗后休克未改善者，可选用左室辅助泵、主动脉内气囊反搏、体外反搏等机械性辅助循环。

心肌保护：磷酸肌酸2～4g/d，必要时使用血管紧张素转换酶抑制剂等。

对充血性心衰、心源性休克患者必须做好围手术期的各种监测准备。麻醉前用药的选择取决于休克程度，一般应酌减剂量。对并存休克者，避免用镇静药，仅用小剂量阿托品。外周循环已衰竭，宜常规静脉注射用药。

二、麻醉药与麻醉方法的选择

在满足手术要求的前提下，尽量选用对患者血流动力学影响小、对循环抑制轻的麻醉方式。麻醉过程保持呼吸道通畅，保证有效的通气量和氧供。注意休克患者对麻药耐受性较差，减少麻醉药的用量，避免加重休克。

（一）局部麻醉和神经阻滞

①适用于高危休克患者，对全身影响最小，但局部麻醉药的耐受量亦相应减小，需严格控制单位时间用药量。

②休克患者多存在低蛋白血症，局部麻醉药的耐受量相应减小，易于发生局部麻醉药中毒，需严格控制用药量。

③上肢手术可选用臂丛神经阻滞，下肢手术可在腰丛和坐骨神经阻滞下完成手术。

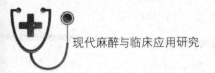

（二）椎管内麻醉

在休克未得到纠正前，绝对禁忌施行椎管内麻醉。无论硬膜外麻醉还是蛛网膜下隙麻醉均产生交感神经阻滞，引起血管扩张，回心血量减少，心排量下降，外周血管阻力减小。交感神经阻滞范围主要决定于注药部位和药量。处于代偿阶段的休克患者，其动脉血压在很大程度上依赖于血管收缩，椎管内麻醉使阻滞区域血管扩张可导致严重低血压。

待血容量得到一定补充，病情转稳定后，方可考虑采用连续硬膜外麻醉，并需遵循下列处理原则：①穿刺置管成功后暂不注药，改为平卧位开始静脉输液扩容后，分次小量试探性注射局部麻醉药，密切观察血压和脉搏的变化。②如血压明显下降，提示血容量仍然不足，停止注药，继续输血补液，情况紧急时先应用适量麻黄碱提升血压。③严格控制麻醉平面在可满足手术需要的最低水平。待循环纠正后再小量分次追加，尽量控制最小而有效的阻滞范围，以确保安全。

（三）全身麻醉

1.吸入麻醉药

①注意掌握麻醉深度，严禁任何阶段的深麻醉。几乎所有的吸入麻醉药可通过抑制心肌收缩力、改变外周血管张力和影响自主神经活动抑制循环，影响程度与吸入浓度有关。

②低氧血症加重吸入性麻醉药对休克患者的循环抑制。在吸入性麻醉药中氟烷和安氟醚心肌抑制明显，尤其氟烷降低心排量和心肌收缩力，同时抑制颈动脉窦压力感受器反射，易导致低血压。异氟烷、地氟烷和七氟烷降主要是通过外周血管扩张使血压降低。

③氧化亚氮心肌抑制作用最轻，但麻醉作用弱，常与其他药物配伍应用。吸入麻醉药造成的低血压可通过降低吸入麻醉药的浓度，加快液体输注速度，正性肌力药物或血管收缩药快速纠正。

④休克患者对麻醉药耐受能力降低，低血容量时皮肤和胃肠道血管收缩，心脑肾等重要脏器血流量相对增加，少量的麻醉药即可使患者进入麻醉状态。

⑤由于多数吸入麻醉药有剂量依赖的循环抑制作用，休克患者麻醉时可小量联合应用，如氧化亚氮-氧-肌松药，辅以小量七氟烷或异氟烷，麻醉作用协同而

循环抑制减轻。

2.静脉麻醉药

麻醉诱导可用氯胺酮、羟丁酸钠、咪达唑仑、乙托咪酯等，但注意适当减量，缓慢分次注射，随时注意血压和脉搏的变化。

①硫喷妥钠极易导致血压剧降，应避免使用。

②氯胺酮应用后血压升高，心率加快，这一特点使氯胺酮在休克患者麻醉中占有重要地位。

③乙托咪酯对循环影响较小，对心肌收缩力和交感反应无明显抑制作用，适用于低血容量和循环状态不稳定的休克患者。

④苯二氮䓬类药物具有抗焦虑和遗忘作用，可与镇痛药联合应用于休克患者麻醉诱导和维持。

⑤舒芬太尼和芬太尼对循环影响小，不抑制心肌功能，也无组胺释放作用。

3.肌肉松弛药

休克患者全身低灌注状态差和肝肾功能不全使药物代谢速率降低，肌松药应适当减量。

①琥珀胆碱是目前起效最快的肌肉松弛药，1～2mg/kg静脉注射，1min即可提供满意肌松，是休克患者快速诱导插管的常用药物，但合并大范围软组织损伤、严重烧伤或截瘫患者可因高钾血症导致心搏骤停。

②罗库溴铵作用快，维持时间较短，适用于快速诱导插管。

③中短效药物维库溴铵循环稳定，无组胺释放作用。

④顺阿曲库铵不依赖肝肾代谢，无药物蓄积，几乎无组胺释放作用。

⑤哌库溴铵不阻断交感神经节，无组胺释放作用，均可用于休克患者。

三、麻醉管理

（一）维持血压、支持心功能

1.有创监测

休克患者在麻醉前行有创监测是非常有必要的，可在诱导过程密切观察患者

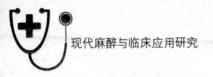

生命体征变化。

①对于循环状态不稳定的患者，先浅麻醉使患者意识消失，辅助肌肉松弛药实施麻醉诱导气管插管，手术过程中根据循环情况调节麻醉深度。

②休克患者对镇静、镇痛、肌松和其他麻醉药耐量很差，可采用少量试探性给药法，使用最小有效剂量满足手术的需要，尽量减少药物对休克患者的不利影响。

③麻醉过程继续抗休克治疗，维持动脉压接近正常。

2.维持血压和心排血量

多数休克患者的低血压低心排可以通过调节麻醉深度和补液来得到纠正。血管收缩药应用有可能加重休克患者的代谢紊乱，只能在有绝对适应证和极紧急情况下应用。

①休克持续时间过长，确诊血管舒缩功能明显减退，在扩容和纠正酸中毒的基础上可静脉滴注适量血管收缩药。

②感染性休克高排低阻时，可静滴小剂量多巴胺以保护肾功能。

③突然大量失血，血压骤降至6.7kPa以下时，可单次注射一次升压药，加快输液输血。

3.休克患者麻醉期间

容易出现心律失常，诱发原因包括血儿茶酚胺升高、低血容量、低氧血症、酸碱和电解质紊乱、心肌缺血和麻醉药物作用。发生心律失常时，应首先明确诱因并予治疗。

（二）加强呼吸管理

①全身麻醉患者应用肌松剂控制通气，保证患者充分供氧，减少患者呼吸作功，降低机体氧耗。第一，通气时吸氧浓度应高于40%，以保证组织氧合。第二，同时避免长时间吸入高浓度氧导致肺不张、氧中毒，围手术期可根据动脉血气分析调节吸氧浓度和呼吸参数。第三，严重低氧血症可采用呼气末正压通气来纠正。注意潮气量过大、气道压力过高、呼气末正压过高及吸气相延长均可影响休克患者动脉血压。

②非全身麻醉手术面罩吸氧可提供较高的吸入氧浓度。面罩吸氧时氧流量5L/min以上时，可提供40%～60%的吸氧浓度，佩戴储气囊的吸氧面罩还可进一步提高吸氧浓度。

③术前胃肠减压不能完全使胃内容物排空，胃管使食管下段开放，更容易发生反流。第一，对于饱胃患者全身麻醉诱导，可根据麻醉医生的个人习惯和紧急气道处理能力选择清醒气管内插管或快诱导配合环状软骨加压。第二，麻醉苏醒期同样有反流误吸风险，患者循环稳定，咳嗽吞咽反射恢复后方可拔除气管导管。

（三）应用血管扩张药的指征

晚期休克时，低血容量可致心力衰竭，心输出量降低，外周血管总阻力以及CVP升高，此时则以应用血管扩张药为适宜，但要同时补充血容量。任何原因引起的休克，如出现肺动脉高压或左心衰竭，在补充血容量的同时，也是用血管扩张药的指征。

（四）纠正酸中毒

微循环得到有效改善和维持正常的肾功能时才能彻底纠正酸中毒。5%NaHCO$_3$是临床上最常用碱性药物，纠正其酸中毒时需要依据血清钾下降程度适当补钾。

（五）保持安定

当患者变换体位时，搬动要小心，以免体位改变对血压的影响。平卧位时，下肢应略抬高以利于静脉血回流。如有呼吸困难可将头部和躯干抬高一点，以利于呼吸。

（六）改善微循环

微循环是微动脉和微静脉之间的血液循环，是血液与组织细胞进行物质交换的场所。微循环的基本功能是进行血液和组织液之间的物质交换。正常情况下，微循环的血流量与组织器官的代谢水平相适应，保证各组织器官的血液灌流量并调节回心血量。

如果微循环发生障碍，将会直接影响各器官的生理功能。

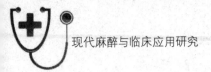

①肾上腺皮质激素有增强心肌收缩力、稳定细胞膜的通透性、保护溶酶体的作用，并有轻度 α 受体阻滞作用，有利于改善休克状态。

②在补足血容量的前提下，应用酚妥拉明等血管扩张药以解除微血管痉挛。

第五章 骨科手术麻醉与老年麻醉

第一节 骨科手术麻醉

一、麻醉和手术的要求

（一）骨科麻醉的特点

1.体位

骨科手术常需要俯卧位时，胸廓受压可造成通气障碍，腹压升高致静脉回流受阻，迫使静脉血逆流到脊椎静脉丛，导致硬膜外静脉充血，加重术中出血，增大了止血难度。因此俯卧位时，应取锁骨和髂骨作为支点，尽量使胸廓与手术台保持空隙，妥善保护眼球及生殖器。全身麻醉宜用辅助呼吸、控制呼吸时压力不宜过大，以免增加胸腔内压影响静脉回心血量而引起低血压。关节突起部还可能压迫外周神经引起神经麻痹应加预防。全身麻醉下变动体位时，要注意气管导管有无滑脱、变位或扭曲。更要注意血流动力学变化、防止心脏骤停意外。

2.警惕脂肪栓塞及肺栓塞

骨科手术麻醉期间，应特别注意脂肪栓塞、肺栓塞等可能发生的严重并发症。长管状骨骨折和严重创伤的患者中脂肪栓塞的发生率为1%～5%，骨盆粉碎性骨折者的发生率可高达5%～10%，但小儿少见。脂肪栓塞可发生在骨折12h以后及术中，也可在术后数天发生，主要临床表现为呼吸和中枢神经功能障碍，如呼吸困难、急促。多数患者会出现原因不明的低氧血症、意识不清、神志障碍直至昏迷，主要病理改变是毛细血管内皮细胞破坏使毛细血管渗透性增加，脂肪从骨髓释放后侵及肺和脑血管，使血浆中游离脂肪酸增加。游离脂肪酸对肺泡Ⅱ型

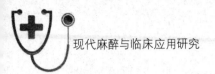

细胞有毒性作用，释放血管活性物质如组胺、5-羟色胺，使肺毛细血管内膜破坏，肺间质水肿出血导致低氧血症。缺氧和脑水肿可出现中枢神经系统症状。严重创伤或长骨骨折后的患者出现原因不明的低氧血症、心动过速、发烧应考虑发生脂肪栓塞的可能。治疗主要是防治低氧血症、保持循环功能稳定。呼吸机辅助呼吸、高压氧疗法、维持体液及离子平衡对其起着重要作用。

肺栓塞主要发生在全关节置换术后、发生率高达3.5%。血栓主要来自下肢深静脉，多于术后发生，偶有在麻醉期间发生。下肢骨折后因活动受限致静脉血淤滞，深静脉炎及创伤后的应激反应引起血液高凝状态，易形成静脉血栓。临床表现为剧烈胸痛、咳嗽、发烧。有的表现为血压和心率的突然改变，甚至突然死亡。动脉血气检查常有低氧血症，进而出现低CO_2血症，心电图表现为右心扩大、房颤心律。治疗主要是气管内插管辅助呼吸、氧疗法，应用正性肌力药改善心功能。

3.控制出血

骨手术创面渗血较多，且又不易止血，失血量可达数千毫升以上，时间愈长出血愈多，如椎体切除术失血量可在5000～6000mL，脊索瘤手术失血量最多可达10000mL左右，因此术前对此应有充分的准备，准备充足的血源。

四肢手术时常使用止血带以求得术野无血，目前常用气囊充气止血带，上肢止血带应放在中上 1/3 处，充气时间不应超过 1h；下肢止血带应放在尽量靠近腹股沟部位，充气时间不应超过 1.5h，若持续超过 2h 可引起神经麻痹，因此上肢每 1h，下肢每 1.5h 应松开止血带 10～15min，需要时可再充气，以免引起神经并发症。另外，驱血时血压上升，而松开止血带时由于驱血肢体血管床突然扩大及无氧代谢产物经静脉回流到心脏，抑制心肌收缩可出现血压下降，称之为"止血带休克"。此时应立即抬高肢体，静注缩血管药，待血压平稳后再缓慢松开止血带。另外，还应注意缺血缺氧后再灌注诱发血栓素 A_2（thromboxane A_2，TXA_2）释放对肺的损害。脊柱手术为减少出血可行控制性低血压，对于那些出血量极大，而非恶性肿瘤的手术，可利用红细胞回收器进行自体血回收，经处理后将洗涤红细胞输回。

手术过程中，至少开放二条静脉通路，术中连续监测动脉血压、中心静脉压和尿量以指导输血输液。

（二）麻醉选择

选择麻醉方法应根据手术部位、体位、时间长短、患者的状态、麻醉医师的技术水平、设备条件及外科医师或患者的特殊要求等，选择最熟练、最可靠的麻醉方法。

①脊柱手术常取俯卧位、侧卧位及头低位，腰椎间盘摘除术、腰椎管狭窄减压术可用硬膜外麻醉。颈椎、胸椎手术都是在全身麻醉下进行，颈椎骨折或脱位患者在意识清醒状态下，由于颈部肌肉痉挛强直的支持，病情比较稳定，一旦全身麻醉诱导使意识消失，或使用肌松药失去颈部肌肉支持或移动体位，或使头后仰皆可因颈椎变位压迫脊髓而损伤延髓引起呼吸肌麻痹，甚至突然死亡。因此宜采用局部黏膜表面麻醉、严禁头后仰情况下行气管插管。插管途径可经鼻或经口盲探插管，气管插管困难时，纤维喉镜可以发挥独特的作用。颈椎关节强直者气管插管方法也可参照上述方法，但可用镇静药使意识消失，以减少患者的紧张和痛苦，同时应注意舌后坠可使气道梗阻。有些手术因呼吸管理困难，如俯卧位手术、呼吸道异常等也应在气管内全身麻醉下进行。减少术中出血，可行控制性降压或血液稀释。

②上肢手术常选用臂丛神经阻滞，下肢选用连续硬膜外麻醉或蛛网膜下隙阻滞，药物往往选用0.5%丁哌卡因或0.75%罗哌卡因。仅少数肩关节等手术或小儿不能配合者选用全身麻醉，其中髋关节置换术的患者多数并发类风湿性关节炎、髋关节强直或肌骨头坏死等疾病，因长期卧床，营养极差。老年人多有脊柱骨质增生和韧带钙化，硬膜外穿刺困难时可改用全身麻醉。闭合性复位手术，如关节脱臼或长管状骨闭合性骨折常做手法复位，有时在X线下进行，手术时间短暂，但要求无痛和良好的肌松。成人可用异丙酚2mg/kg复合芬太尼50μg缓慢静脉注射，既能使患者意识消失，又能保持自主呼吸，但要严防注射速度过快而引起呼吸抑制或停止，一旦出现应立即面罩加压供氧。术前应按全身麻醉准备，肩关节复位也可用肌间沟法臂丛麻醉。小儿可用氯胺酮4~10mg/kg肌内注射或2mg/kg静脉注入，使病儿意识消失又具止痛作用，术前应按全身麻醉准备，术中注意保持气道通畅。开放性整复手术一般只需中度的肌松即可，上肢整复时对肌肉松弛的要求不及下肢整复时严格，骨髓炎及其他骨科手术时则很少许肌肉松弛。

③脊髓损伤或压迫致截瘫或神经干损伤引起肌肉麻痹者，全身麻醉诱导应禁

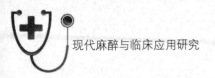
用琥珀胆碱，以免引起高血钾症而造成心律失常，甚至心脏骤停死亡。经测定麻痹侧静脉血中钾离子浓度明显高于正常侧。另外，废用性肌肉萎缩的患者用琥珀胆碱时血清钾上升虽不如前者明显，但还是选用非去极化肌松药为佳。

二、骨科几种特殊手术的麻醉

（一）颈椎手术的麻醉

颈椎间盘突出症常见于中年人，以神经根型最常见，其次为脊髓型。手术分前路、后路两种，以前路为主，当前路手术尚不足以解压时需加做后路手术。

颈前路手术的主要麻醉方法为颈神经浅丛麻醉，常用0.375%的丁哌卡因或罗哌卡因，且后者安全性大。术前应进行气管、食管推移训练。高位颈前路手术常选用气管内全身麻醉、仰卧甲状腺体位，插管时切勿使颈部向后方过伸，以防引起脊髓过伸性损伤。为方便术野，手术时需将气管、食管等拉向对侧，反复牵拉易引起气管黏膜、喉头水肿，等拔管后出现即时的或迟发的呼吸困难，此时因椎间植骨颈部制动而插管困难，严重者可危及生命。因此可暂缓拔管，待度过喉水肿的高峰期后再拔管以确保安全。术中要注意监测血压、中心静脉压及尿量，及时补充血容量。

（二）脊柱侧弯畸形手术的麻醉

脊柱畸形的矫形术是利用矫正杠撑开矫正侧弯。脊柱畸形患者因脊柱变形使胸廓、肺发育活动受限、胸肺顺应性降低，大部分患者表现为限制性通气功能障碍，也可有混合性通气功能障碍，麻醉及术中注意如下：

1.术中脊髓功能的监测和麻醉

该手术治疗中最严重的并发症为截瘫，原因可是手术直接损伤或过度牵张脊髓。为了尽早发现手术对脊髓的损害，应对脊髓功能进行监测，主要有两种方法，即躯体感觉皮质诱发电位（somatosensory cortical evoked potential，SCEP）和唤醒试验。前者要求特殊的设备技术且影响因素较多，如低血压、低体温、麻醉药等。后者简便易行常用于临床，但它只是对脊髓前索的运动功能提供参考，而不能测试脊髓后索的感觉功能，并不适用有严重心理问题或精神迟缓的患者，最理想的监测技术是对运动皮质的电磁刺激法。

手术多采用俯卧位，切口长、范围广、手术时间长，气管内全身麻醉常用。必须保证术中清醒试验顺利进行，麻醉不宜太深，一般认为氧化亚氮-氧-麻醉性镇痛药，中短效肌松药复合麻醉较适用，尽量少用吸入式麻醉药。亦可用浅全身麻醉配合硬膜外麻醉，可以减少全身麻醉药物的用量，保证患者不痛、患者安静即可。

2.控制性低血压的应用

脊柱畸形矫正手术切口长，取髂骨融合剥离脊椎可达 10 个椎体以上，创伤大而出血多，为减少出血可行控制性低血压，在保证补足容量的情况下可将平均动脉压控制在 8kPa，值得注意的是，有人从 SCEP 观察到脊髓功能对动脉血压变化非常敏感，在脊柱畸形矫正同时存在低血压能加重局部缺血，影响神经功能。因此，降压应在脊柱侧弯矫正前停止，使血压维持至术前水平或稍高，以防脊髓缺血。

3.呼吸功能的维持

脊柱畸形可使胸廓、肺发育、活动受限，胸肺顺应性降低，加之俯卧位、垫枕等因素使通气功能进一步恶化，所以术中应保证通气量充足，避免发生缺氧及二氧化碳蓄积，更为重要的是在手术结束后还要注意保持足够的通气量，防止因残余麻醉药物的影响使通气功能降低。

（三）椎体切除术的麻醉

因肿瘤、骨折或退行性变使椎管容积变小，造成脊髓或马尾神经受压，出现程度不同的神经功能障碍等症状，严重者可出现截瘫，手术治疗需要切除椎体。手术常取侧卧头高位或俯卧位，对呼吸、循环影响很大。经胸行椎体切除，选用气管内全身麻醉，术中注意心肺功能，手术创伤甚大、失血很多，切除椎体时为减少失血而结扎切断部位的动静脉，但不能完全控制椎体松质骨出血，尤其是椎管前静脉丛及切除椎体后壁时静脉窦破口的出血更难以控制，这时可行控制性降压减少出血，同时使用血液回收机，补足血容量。胸段椎体切除也可通过胸腔镜完成手术，此时要求双腔气管插管，术中单肺通气。另外，要注意切除椎体时发

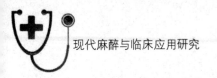

生的神经反射,如窦神经等,有时会引起严重的低血压甚至心脏骤停,应提高警惕。

（四）全髋关节置换术的麻醉

主要对象为老年人、术前常并发高血压、冠心病、肺心病、慢支等老年性疾患，机体代谢功能欠佳，对于手术及各种麻醉的耐受性均明显降低，全身麻醉则因老年人肺功能不全，术前并发肺气肿、慢性支气管炎等，术后长期卧床易发生呼吸系统及血栓等并发症，故硬膜外麻醉列为首选。以L_{2-3}或L_{3-4}间隙穿刺，对老年人局部麻醉药要小剂量分次注射。对无法进行硬膜外穿刺并且肺功能差的患者选择全身麻醉。术中应严格控制麻醉平面，及早扩容。术中使用骨水泥对血流动力学影响甚大，可出现严重的低血压甚至心脏骤停，所以应注意以下几点：①将骨水泥充分混匀，凝成"面团"时置入以减少单体或其他附加成分的吸收。②髓腔应扩大到假体能用手加压插入、避免猛力捶击。③置入骨水泥前要补足血容量，必要时可在中心静脉压和心功能监测下超量补充。④填入骨水泥前吸入高浓度氧，以提高吸入气的氧分压。⑤维持麻醉平稳，要保持循环、呼吸系统相对稳定。该手术失血量很大，尤其当修整髋臼、扩大髓腔时出血速度较快、失血量较大，应注意及时给予补充。

（五）股骨颈骨折的麻醉

多发生在老年人，手术治疗复位内固定有利于早期活动，避免了因长期卧床而引起的并发症，如肺部感染、血栓形成等。硬膜外麻醉可改善下肢血流，阻断因创伤引起的应激反应而改善血液高凝状态，从而减少深静脉血栓的发生率。老年人各项生理功能均减退，心血管和呼吸的储备功能降低，全身麻醉后易发生低氧血症，肺部的并发症也多，故不为首选。术中将阻滞平面控制在T_6以下，保持通气充足，避免低氧血症。由于创伤引起的应激反应可使血液的流变性改变引起高凝状态，所以必要时应监测血细胞比容，进行适当的血液稀释、降低血液黏稠度，防止形成血栓。

（六）关节镜手术的麻醉

关节镜手术需无痛和良好的肌松，这样便于下肢内收、外展、屈曲等位置变换，腰段连续硬膜外麻醉联合腰麻（L_{2-3}）能充分阻滞腰骶神经，肌肉松弛使关节腔开大，利于窥测关节病变和手术操作。

三、骨科不同种类微创手术麻醉后处理

（一）肩部和四肢微创骨科手术后的麻醉处理

如果是短小的微创手术或局部麻醉处理，一般麻醉后无须特殊处理。

如果采用椎管内麻醉，那么当局部麻醉药的作用消除后，一般除了术后头痛、尿潴留、腰痛、背痛等，应该没有什么特殊情况。若有出现，对症处理完全可以解决。在术后管理过程中对于患者的一些主观感受，如下肢的酸麻或一些穿刺有关的不适应给予恰当的关心。

由于全球的老龄化趋势，接受微创手术的患者越来越老且多病，术后须特别重视患者的安全和舒适方面的因素，如始终存在对禁食、术后的恶心和呕吐等的顾虑。安全和舒适与术后良好的镇痛治疗一样重要。术中采用或主要采用部位麻醉的优势在术后可更好地体现出来。因为镇痛作用是由局部麻醉药提供的。骨科的四肢及肩部的微创手术采用部位麻醉尤其是 PNB，其优势比其他临床手术的更大。

临床上已经确立的导管技术是那些在脊髓近旁进行的操作。PNB导管与其相比，居于次要的地位。一项由Lehmann指导的、基于导管运用的术后镇痛调查发现：腰、胸硬膜外导管和蛛网膜下隙导管的使用率是85%，神经丛导管的是11.5%，其他一些操作像肋间、胸膜间导管和股神经导管在所有的病例中的使用率只有3.5%。

使患者、术者和麻醉医师高度地接受区域麻醉操作的先决条件是理想的无痛穿刺、定位神经耗时少、成功率高、PNB提供良好的手术条件（运动阻滞）、长效的术后镇痛、不良反应低、并发症罕见且易于控制。

术后如果有可供使用的PNB导管，那么麻醉者、术者与康复医师一起，可以为患者制定出完全可被其接受的术后锻炼方案。

如果采用以1%利多卡因为主的复合用药（复合罗哌卡因）方案，一般术毕3～4h患者可以控制其肢体。麻醉者和康复医师会诊后，结合术者的意见，即可调整局部麻醉药给药速度和剂量，在无痛情况下增加患者的安全和舒适度。

准确放置外周神经阻滞的导管的操作同单次法操作，只是需从导引器内留置

PNB导管。所有的方法中，导管装有一个连接器和一个滤菌器，用绷带条固定，并覆以消毒纱布。在接上过滤器之前，应予回抽，以排除导管置入血管的可能。

术后镇痛，可常规使用0.2%罗哌卡因，给予方式通常是连续地输注（4~16mL/h）。也可顿挫性推注（0.2%罗哌卡因10~20mL），间隔时间为6~8h。决定使用某种剂量取决于该骨科中心的技术要求。局部麻醉药连续输注的好处在于减轻了麻醉人员工作量、普通病区内的护理人员可以独立地在医嘱范围内调节剂量。0.2%罗哌卡因引起的运动神经阻滞少见。

PNB导管的禁忌证则为：穿刺部位感染；潜在的菌血症，全身感染；患者拒绝。并发症则为导管脱出；穿刺部位的伤口感染；导管断裂、打结或套成环（罕见）；毒性反应（罕见）。

大多数的PNB导管在手术过程中留置。术后，患者首先在苏醒室内接受监护。可根据以下7个方面：意识的清醒程度、身体的活动度、血流动力学的稳定度、氧合情况、术后疼痛的控制度、恶心呕吐的出现情况和呼吸系统的稳定度进行综合测评（0~2分级评分），如果患者得分在12分以上，没有一项的得分为零分，那么他（她）可以直接离开手术室，回到普通病房。

直到患者要转到普通病区时，才使用局部麻醉药来达到镇痛所需阻滞程度。

应当给每个接受导管治疗的患者都建立一份病案。病案中包括患者个人资料；导管的类型；定位神经成功时针需要穿入的深度和导管放置的日期。应该将每一位带着镇痛导管离开苏醒室的患者资料输入已建立好的导管资料数据库，做到能够在任何时刻查看所有镇痛导管患者的当前明细记录。

最好每天进行2~3次的疼痛查房，用视觉模拟评分检查镇痛效果，看看患者的满意度，是否需要继续疼痛治疗，检查一下麻醉区域的运动和感觉反应及有无出现不良反应。每天对置管部位进行触诊检查，每两天在更换敷料时检查穿刺部位，以期早期发现炎性并发症。

穿刺部位出现任何一种感染征象或停药后患者也无痛感，予以撤除导管。导管法镇痛的好处：术中阻滞的延续；有效的术后镇痛，也适合锻炼治疗；和阿片镇痛相比，没有呼吸抑制、恶心、警觉保留、镇痛的质量更佳；和蛛网膜下隙神经阻滞/硬膜外镇痛相比，没有排尿问题、没有蛛网膜下隙神经阻滞后头痛、没有麻药弥散平面高所致的心血管反应；患者可以活动。和传统的疼痛治疗相比，其缺点是：仪器和药物方面的费用大；取决手术治疗团队的组成，病区内可能需要添加额外的人员。

（二）脊柱微创手术后麻醉处理

1.麻醉后拔管

术后一般即可按照拔管指征将气管插管常规拔出。但当术后有气道水肿的危险并有再次插管的可能时，可适当延迟拔管时间，如12～24h。

患者有肺部疾患同时伴有肺功能低下者，术毕有辅助呼吸可能。此类患者拔管时除了须保证生命体征稳定外，希望肺活量超过10ml/kg，吸入力量超过1.96kPa。

2.术后麻醉苏醒室（PACU）阶段

麻醉医师应对患者术中脊髓损伤的可能高度警惕，而患者的反应程度的大小与术中脊髓损伤的危险成反比。麻醉医师应掌握好患者的PACU逗留指征，如果患者需直接送ICU，不应进入PACU。离开PACU的患者需能够自行呼唤别人的帮助，能够控制自己的肢体，生命体征稳定且正常，体温正常，且疼痛得到有效控制。患者再转运到ICU或普通病房前，麻醉者应再次对患者进行评估，以便及早发现问题。

3.术后的疼痛治疗

程度适当的术后镇痛可帮助患者早期活动，积极配合治疗并降低并发症。

理想的术后镇痛为维持最低有效浓度（MEC）即保持患者有足够镇痛作用的药物浓度，以使患者舒适。静脉PCA技术目前已较为成熟，也拥有丰富的临床使用经验。静脉PCA一般有电子泵和机械镇痛泵两种。麻醉者可根据患者的病情和术中情况予以设计和不同配伍，往往设定一个基础给药量和在锁定时间范围内自我给药次数或背景输注剂量，以保证治疗浓度的按照患者自己的需要而维持相对稳定。

胸段、腰段的手术患者经椎管内给予镇痛药成功率较高。通过椎管内途径给药也有许多不同的方法。大家可参考有关疼痛治疗学的相关章节。

我们认为虽然椎管内途径有许多优点，但是毕竟是一次有创的操作。患者已

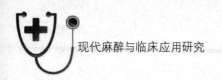

经接受了一次微创的骨科操作，情感上可能不再愿意接受椎管内操作。虽然脊柱手术可以做到一定程度的微创，但毕竟也可以有一系列的相关问题。虽然为了提高脊柱手术后硬膜外镇痛管理的安全性，镇痛间隙可以高于手术切口头端1～2个椎体，但手术操作可能会破坏正常的椎旁间隙，所给药液可以渗漏入其他的结构中而造成不良反应或效果不佳。

由于硬膜外操作又是在手术切口附近进行，也是在脊柱走向上进行的操作，术后如果出现什么问题可能鉴别困难，又容易被术者推诿责任，所以静脉PCA应该是一种比较稳妥的选择。

4.麻醉后随访

坚持术后24h内对患者再次评估，通常可以发现许多意想不到的情况，及时地记录麻醉并发症和继发症状，对于提高麻醉质量有莫大的帮助。

第二节　老年麻醉

一、老年患者手术麻醉特点

（一）术前评估及麻醉前准备

老年患者由于全身性生理功能降低，对麻醉和手术的耐受能力较差，并发其他疾病的发生率高，因而麻醉和手术的风险普遍高于青壮年患者。术前对患者的全身情况和重要器官功能进行检查；对其生理和病理状态做全面评估；对原发病和并发症积极治疗，使其在最佳生理状态下实施麻醉和手术。这是提高麻醉、手术成功率和安全性，降低术后并发症和死亡率的重要环节。

术前评估包括患者的全身状况及心、肺、肝、肾等重要器官的功能，以及中枢神经系统和内分泌系统的改变。应详细了解患者的现在和过去病史，通过体格检查、实验室和影像检查，必要时增加一些特殊检查，对所获得的资料加以综合分析，一旦诊断明确，应及早对异常状态进行治疗。

1.心血管功能评估

老年患者心血管并发症较多，围手术期与心血管并发症相关的病死率明显高于青壮年患者。因此所有老年患者均应该进行细致的心血管评估，最好根据美国心脏病协会和美国心脏学会（ACC/AHA）的非心脏手术围手术期心血管并发症的主要危险因子，包括6个月以内的心肌梗死、严重的心绞痛、充血性心力衰竭、严重的瓣膜疾病和室性心律失常；中度危险因子包括糖尿病、轻度心绞痛、心肌梗死病史和肾功能不全；年龄、非窦性心律、生理功能降低和脑血管意外则属于轻度危险因子。评估应该围绕心血管危险因子为主进行。

2.肺功能的评估

呼吸系统并发症是老年患者非心脏手术后最常见的并发症，肺功能的评估应该从病史和体检开始，同时注意可能影响呼吸功能的病史如严重的肺部疾患、肺叶切除术后、病态肥胖和严重吸烟，这些患者一般需要做进一步的肺部检查。

3.肝功能评估

由于机体衰老，肝脏萎缩，肝脏功能降低，这可能影响机体的代谢、解毒和凝血功能。既往有肝炎、营养代谢障碍病史和长期饮酒史的老年患者应该特别注意其肝功能的变化。

4.肾功能评估

可以根据老年患者的病史、体检和实验室检查结果对肾功能进行初步了解，对高度怀疑存在肾功能损害的老年患者应该进行多项肾功能检查，了解肾功能状态。肾衰竭患者应该尽可能在手术前行透析以纠正电解质紊乱，纠正体液失衡。急性肾炎患者一般禁忌手术麻醉，需治疗稳定4～6周后，再考虑择期手术。

5.血液系统功能评估

贫血可以减弱患者身体状况，增加住院时间和降低生存率。一般认为在手术前对贫血原因进行评估和治疗是必需的。一旦手术前血红蛋白低于80g/L，应该进行输血治疗。当然是否需要输血应该根据老年患者个体情况决定，也有血红蛋白高于80g/L的老年患者术前需要输血。

总之，老年患者进行术前访视、麻醉评估应该注意以下问题：①注意有无冠心病史及其治疗经过，特别注意可能存在而没有发现的冠心病；②注意患者功

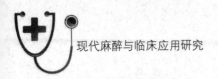

能储备情况，如能否上下楼；③有无肺疾病，有无呼吸困难，能否平卧；④注意有无高血压病史，记录基础血压；⑤注意患者是否厌食、有无脱水和特别虚弱；⑥注意患者有无手术史，能否耐受麻醉，有无术后认知功能改变。

（二）麻醉方法选择原则

老年患者对药物的耐受性和需要量均降低，尤其对中枢性抑制药如全身麻醉药、镇静催眠药及阿片类镇痛药均很敏感。另外，老年患者一般反应迟钝，应激能力较差，对于手术创伤带来的强烈刺激不能承受，其自主神经系统的自控能力不强，不能有效地稳定血压，甚或造成意外或诱发并存症突然向恶性发展。因此，麻醉方法的选择首先应选用对生理干扰较少，麻醉停止后能迅速恢复生理功能的药物和方法。其次在麻醉、手术实施过程能有效地维持和调控机体处于生理或接近生理状态（包括呼吸、循环和内环境的稳定），并能满足手术操作的需要。再次还应实事求是地根据麻醉医师的工作条件、本身的技术水平和经验，加以综合考虑。事实上任何一种麻醉方法都没有绝对的安全性，对老年患者而言，也没有某种固定的麻醉方法是最好的。选择的关键在于对每种麻醉方法和所用药物的透彻了解，结合体格状况和病情加以比较，扬长避短，才有可能制定最佳的麻醉方案。实施时严密监测、细心观察、精心调控，即使十分复杂、危重的患者，往往也能取得较满意的结果。

（三）麻醉方法的选择

1.局部浸润麻醉

局部浸润麻醉对老年患者最大的好处是意识保持清醒，对全身生理功能干扰极少，麻醉后机体功能恢复迅速。但老年患者对局部麻醉药的耐量降低，使用时应减少剂量，采用最低有效浓度，避免局部麻醉药中毒。常用于体表短小手术和门诊小手术。

2.区域麻醉

一般认为与全身麻醉比较，区域麻醉具备以下优点：可以提供良好的术中、术后镇痛、恢复迅速、患者满意度高；可以避免气管插管和机械通气，呼吸系统并发症降低；可以降低应激反应和对免疫系统的抑制；可以减少由阿片类药物引起的并发症如恶心、呕吐。但是老年患者行椎管内麻醉可能存在穿刺困难、阻滞不全和内脏反射存在等缺点，同时由于老年患者交感神经调节功能受损和动脉弹性降低，接受椎管内麻醉时更容易发生低血压。另外，随着神经刺激器和B超定位的运用，神经丛阻滞的效果明显提高、并发症显著降低，但是操作不熟练者可能导致麻醉效果不佳、局部麻醉药中毒甚至神经损伤等并发症。

3.全身麻醉

随着对老年患者生理变化的进一步了解和新型短效麻醉药物和监测技术的应用，麻醉医师对维持老年患者全身麻醉时稳定的血流动力学越来越有信心，老年患者接受全身麻醉更加普遍。

（1）麻醉诱导

老年患者麻醉诱导时对心血管系统稳定和血液氧供的要求比青壮年严格得多。由于老年患者呼吸系统的退行性变和可能并发的疾病使老年患者的氧储备明显低于青壮年，呼吸停止后氧饱和度下降很快；同时老年患者更易于因缺氧而诱发心血管事件，所以麻醉诱导时的去氮给氧非常重要。老年患者神经元密度减少和神经递质浓度的改变导致老年患者对作用于中枢神经系统的药物敏感性明显增加，诱导所需药量明显减少，例如常用的诱导全身麻醉药、镇静药，如芬太尼、阿芬太尼、咪达唑仑等，对依托咪酯、丙泊酚等需要量较青壮年减少20%~40%，又由于个体差异大、静脉用量很难准确掌握，故一般先从小剂量开始，逐渐加大用量。也可采用静脉麻醉药与吸入麻醉药复合，相互协同减少各自的用量。肌松药剂量适当加大有利于气管插管。防止插管时心血管反应的方法很多，完善的咽喉、气管内表面麻醉对减轻插管时心血管反应有肯定的作用。

（2）麻醉维持

麻醉维持要求各生命体征处于生理或接近生理状态，注意维护重要器官功能，麻醉深浅要适应手术操作，及时控制由于手术创伤引起的过度刺激。一般而言，老年患者麻醉维持不宜太深，但过浅的麻醉会出现镇痛不全和术中知晓，应予避免。由于吸入麻醉药基本不在体内代谢、麻醉深度易于调节，因此吸入麻醉药可以用于老年患者麻醉的维持。老年患者吸入麻醉药的MAC几乎随年龄增长呈直线下降，青壮年吸入麻醉药浓度的2/3可以在80岁的老年患者产生相同的麻醉效果。老年患者的麻醉维持目前倾向于微泵持续控制使用短效麻醉药物如丙泊酚、瑞芬太尼，较单次或多次推注给药易于控制、安全，吸入麻醉与静脉麻醉复合则更为灵活。呼吸管理在全身麻醉维持中特别重要，老年患者对缺氧耐受能力差，要保持呼吸道通畅，保证足够的通气量和氧供，避免缺氧和二氧化碳蓄积。但过度通气对老年患者也是不利的，可以导致冠脉痉挛、心肌缺血，如不及时纠正可能造成严重后果。全身麻醉维持平稳，除与上述因素有关外，维护水、电解质平衡与内环境的稳定也很重要。

（3）体温管理

老年患者由于体温调节功能减退和基础代谢率降低，在围手术期易于发生热量丧失。低体温可能引发一系列的生理反应：①低体温导致寒战显著增加氧耗；②降低机体对二氧化碳的反应；③激活交感神经系统，去甲肾上腺素分泌增加，血压升高，可能发生心律失常和心肌缺氧；④降低凝血、免疫功能；⑤导致麻醉药作用延迟。所以需维持手术室保温系统正常工作，尽量给患者覆盖保温、输注温热液体、使用加温系统，保持老年患者围手术期体温，尽量避免发生体温降低。

（4）液体管理

老年患者的围手术期液体输注应该缓慢。老年患者对出血和休克的耐受力不如年轻人，容量不足时需要及时补充；但是由于心、脑、肾血管硬化以及呼吸系统疾病的并存，快速大量输血输液又会导致严重的并发症，需要密切注意。同时行中心静脉压监测，有条件可以使用漂浮导管监测肺动脉楔压。根据每小时尿量、尿比重、血压、中心静脉压、酸碱和电解质情况综合评估容量状态，调整所需液体量和速度。

（5）β-受体阻滞药

有高血压病史，特别是术前高血压未得到较好控制的老年患者，全身麻醉诱导可致血压剧升，心率加速。除避免浅麻醉外，要及时给予降压药预防和治疗，β-受体阻滞药可改善心肌缺血也是常用的措施。老年患者多存在血容量不足、自主神经调控能力降低，全身麻醉后体位的改变容易引起剧烈的血压波动，应高度警惕。

（6）术毕苏醒期

老年患者由于对麻醉药物的敏感性增高、代谢降低，术毕苏醒延迟或呼吸恢复不满意者较多见，最好进入苏醒室继续观察和呼吸支持。尤其并发高血压、冠心病等心血管疾病者和肺功能不全者，待其自然地完全苏醒比较安全。在患者完全清醒后拔除气管时要切实减轻或消除拔管时的心血管反应，以免出现心血管意外。对老年患者必须慎重使用肌松药和麻醉性镇痛药的拮抗剂。

（四）老年患者PACU、ICU管理

随着年龄的增长，PACU、ICU对老年患者的预后起着至关重要的作用。对老年患者的PACU、ICU管理应该从如下几个方面考虑。

1.吸氧和加强生命体征监护

通常接受全身麻醉或椎管内麻醉的老年患者术后应该辅助吸氧48h，必要时行机械通气支持治疗。术后PACU老年患者神经系统并发症包括困倦、谵妄、激惹和脑血管意外，因此在PACU应该密切注意患者意识状态，随时处理患者的神经系统并发症。PACU中老年患者心血管并发症明显多于青壮年患者，这些心血管并发症包括高血压、心律失常、心肌缺血和心力衰竭等。所以建议对怀疑冠状动脉供血不足的患者，持续动态心电监护，同时加强血压监护。

2.镇痛

良好控制术后疼痛可以减少老年患者心血管、呼吸和胃肠道系统的并发症，完善的镇痛还可以促进患者早期活动，从而提早出院。但是由于担心镇痛药物的不良反应，通常老年患者的术后疼痛没有得到完善控制。由于硬膜外镇痛效果优于静脉镇痛，同时可以减少血栓栓塞、心肌梗死、出血、肺炎、呼吸抑制和肾功能衰竭等并发症。神经阻滞可提高镇痛满意度，降低阿片药物用量，减少PACU滞留时间和住院时间，减少术后的恶心、呕吐。因此，老年患者术后镇痛模式应该为区域神经阻滞合并严密监测下静脉应用阿片类药物，这样既可提高镇痛效果又可减少与术后镇痛相关的并发症。

3.输液的管理

老年患者手术后易于发生液体输注不当，建议详细记录出入量并能解释其变化原因，这样可以大大降低手术后并发症的发生率。

4.处理恶心、呕吐

年龄的增长是否会增加术后恶心、呕吐的发生率目前尚无定论。但还是应该

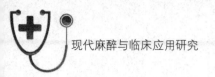
关注PACU中老年患者术后恶心、呕吐的预防和治疗。

5.早期活动

早期活动可以促进术后的恢复和减少住院日；早期活动可以减少组织受压和深静脉血栓；早期活动并辅以适当的物理治疗可以减少肺部并发症。

6.预防便秘

应该积极预防便秘，特别是髋部骨折的老年患者。手术后镇痛阿片类药物的应用、脱水和活动减少等均为导致便秘的因素。

二、老年患者围手术期并发症

（一）循环系统

1.高血压

围手术期麻醉、手术及术后疼痛等对高血压患者是极大的应激反应，可能引起血压剧烈波动，甚至危及患者的生命。在麻醉手术期间出现的高血压，通常与麻醉过浅、麻醉阻滞平面不够、手术刺激过强、自主神经阻滞不完善密切相关，适当加深麻醉，或给予血管扩张药一般均可控制。必要时静滴硝酸甘油或中、短效的降压药。伴有心率增快者，可选用β-受体阻滞药艾司洛尔、美托洛尔等。术毕苏醒期及术后早期出现的高血压，可能与伤口疼痛、气管内抽吸痰液等因素有关，可用小剂量降压药控制，术后有效的镇痛技术也十分有效。

2.循环抑制

循环抑制常表现为心率减慢、心排血量下降和血压降低。首先老年患者心血管功能及交感，肾上腺系统功能降低是产生循环抑制的重要原因。其次还包括全身麻醉药的抑制作用，椎管内麻醉所致的交感阻滞，低血容量，神经反射和体位的变动。处理上应该及时分析循环抑制的原因，尽早去除诱发因素。如对于血容量不足所引起的低血压，应迅速补充血容量，同时密切监测中心静脉压。对心功能较差者，控制输液速度，给予强心药物。对于心源性低血压，根据病因予以相应处理，如纠正心律失常、降低外周血管阻力的同时增强心肌收缩力，改善心肌供血。出现严重的血压下降等危急情况，可先静脉给予多巴胺或间羟胺等药物提升血压，然后再查找原因，予以处理。

3.心律失常

老年患者心律失常是一种老年患者常见的疾病。围手术期常见的心律失常包括期前收缩、房颤、阵发性室上性心动过速、阵发性室性心动过速和房室传导阻滞等。其诱发因素包括缺氧和二氧化碳蓄积、血压波动、手术刺激或创伤、低温、药物作用和酸碱、电解质紊乱等。临床上处理心律失常应首先纠正病因，在纠正病因后心律失常仍不消失，如性质不严重，可密切观察；如性质严重影响循环稳定，则应给予相应的药物或其他治疗。大多数心律失常在充分供氧、维持循环稳定、纠正酸碱、电解质紊乱后能自行消失。

4.急性心力衰竭

老年患者心脏储备功能降低，且常伴有一种以上的心脏病如冠心病、高血压等，因此围手术期比青壮年更易发生急性心力衰竭，最常见的是急性左心衰竭引起的急性肺水肿。急性心力衰竭必须及时诊断，迅速治疗。包括纠正低氧血症、快速利尿、降低前后负荷等。

（二）呼吸系统

1.呕吐、反流与误吸

老年患者在围手术期因生理、病理性因素，容易导致呕吐、反流与误吸的发生，从而增加老年患者术后肺部并发症的风险。围手术期发生呕吐、反流与误吸的严重情况是胃内容物的误吸，造成急性呼吸道梗阻和肺部其他的严重并发症。一旦发生呕吐、反流，应立即头低位，头偏向一侧，清除积存于咽部和口腔内的胃内容物。如果发生误吸，立即清理气道，保持气道通畅，如果有大量酸性胃内容物误吸，可行支气管内吸引和冲洗。纠正低氧血症，维持循环稳定，可酌情应用抗生素治疗继发性肺炎。

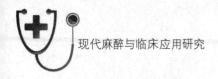

2.呼吸道梗阻

舌后坠或口腔分泌物过多引起的呼吸道梗阻，如能及时发现不难处理，用手法托起下颌、放置口咽通气道并清除口腔分泌物，梗阻即可解除。下呼吸道梗阻可因误吸或气管、支气管分泌物过多、过稠造成。肺泡破裂或手术时大量脓液、血液涌入气管所致的呼吸道梗阻，病情往往紧急危重。气道反应性增高的患者容易诱发支气管痉挛致呼吸道梗阻。上述并发症的处理，在加压给氧解痉的同时应尽快清除呼吸道的分泌物或异物。

3.呼吸抑制

呼吸抑制是由于中枢原因或周围原因所致的通气不足，其后果是缺氧和二氧化碳蓄积，如不及时纠正可导致呼吸、心搏骤停。非全身麻醉呼吸抑制在术中可见于椎管内麻醉，也偶见于颈神经丛阻滞，其原因与阻滞范围过高、过宽及麻醉辅助药物使用过多有关。全身麻醉期间全身麻醉药剂量过大引起术后出现的呼吸抑制，多为镇痛药与肌松药残留体内所致，均可通过面罩给氧或做加压辅助呼吸得以改善。

对于药物引起的呼吸抑制，只要维持有效的通气，呼吸可自然恢复，必要时可使用相应药物拮抗。

（三）神经系统

老年患者手术麻醉后脑功能障碍并发症常包括两种综合征：术后认知功能障碍（post operative cognitive dysfunction，POCD）。

老年患者围手术期外周神经损伤多见于椎管内麻醉的并发症和麻醉意外。可能与注射药物的毒性、穿刺针或置管不当导致的直接神经损伤、感染、缺血或肿物压迫引起的脊髓损伤等因素有关。

第六章　麻醉技术在临床上的应用

第一节　神经外科手术麻醉

一、颅脑创伤手术麻醉

颅脑创伤（traumatic brain injury，TBI）是指头部遭受撞击或贯穿伤，引起脑功能障碍。在所有创伤中，颅脑创伤往往是最严重和危及生命的，是导致儿童和青壮年残疾和死亡的首要原因。TBI围手术期正确的麻醉管理对改善患者的转归至关重要。

（一）颅脑创伤的麻醉管理

TBI患者围手术期管理的重点是内环境，避免引起继发性损伤的全身和颅内损害。继发性脑损伤可能加重病情，严重影响预后。麻醉管理目标是迅速恢复心肺功能、维持脑灌注压（cerebral perfusion pressure，CPP）和脑供血供氧，降低ICP，减轻脑水肿，避免继发性脑创伤。

1.TBI患者的麻醉前评估

对TBI患者的诊治要争分夺秒，应在最短的时间内对患者的脑创伤程度、呼吸和循环状态进行快速评估，包括既往病史、受伤过程和时间、最后进食水时间、意识障碍的程度和持续时间、ICP情况以及是否并发颈椎、颌面部和肋骨骨折以及内脏器官出血等。通过已有的辅助检查如头颅CT、MRI、胸片、血常规、出凝血时间、血生化、电解质和血气分析等迅速了解患者的一般状态并制定麻醉方案。

TBI患者的预后与入院时格拉斯哥评分、年龄、循环呼吸状态、继发性颅脑创伤的救治等因素相关。重度TBI（GCS ≤ 8）患者死亡率可达33%，轻度（GCS

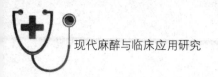
为 13 ～ 15）和中度（GCS 为 9 ～ 12）TBI 患者约 50% 可能后遗致残和认知功能障碍。

2.TBI患者的呼吸管理

TBI患者多为饱胃，且常合并颅底骨折、胸部创伤和通气不足等。大多数轻、中度TBI患者的呼吸功能仍可维持稳定，无须紧急气管插管，但应尽早实施面罩吸氧，密切观察，可待麻醉诱导后进行气管插管。

GCS ≤ 8 分的 TBI 患者应尽早行气管插管以保护呼吸道，并进行有效呼吸支持。

2% ～ 3%TBI患者合并有颈椎骨折，而GCS ≤ 8的重型TBI患者可高达8% ～ 10%。颈椎骨折患者进行气管插管操作有导致进一步脊髓损伤的风险，因此除非已经有影像学指标明确排除颈椎损伤，在插管过程中所有患者都应进行颈椎保护。插管时由助手用双手固定患者头部于中立位，保持枕部不离开床面可以维持头颈部不过度后仰，颈部下方放置颈托也有助于保护颈椎。颈椎固定后增加了喉镜暴露和气管插管的难度，而TBI患者对缺氧的耐受性很差，必须事先准备好应对插管困难的措施，如训练有素的助手和各种插管设备等，紧急时应迅速行气管切开。颅底骨折患者经鼻插管和置入鼻咽通气道有可能损伤脑组织，属相对禁忌证。

麻醉中应保证PaO_2在100mmHg以上。合并肺挫伤、误吸或神经源性肺水肿的患者需要呼气末正压通气（positive end-expiratory pressure，PEEP）来维持充分的氧合，同时应尽量避免过高的PEEP导致ICP显著升高。

过度通气可引起脑血管收缩、减少脑血容量而达到降低ICP的目的，但近年来其应用价值受到了广泛质疑。在TBI的早期CBF通常是降低的，过度通气会进一步降低CBF，加重脑缺血。在TBI后5d内，尤其是24h内要避免预防性的过度通气治疗。过度通气的缩血管效应时效较短，研究发现其降低CBF的效应仅能维持6 ～ 18h，所以不应长时间应用，尤其不能将$PaCO_2$降至25mmHg以下。对TBI患者是否采用过度通气应综合考虑ICP和脑松弛等方面因素，尽量短时间使用。过度通气后将$PaCO_2$恢复正常范围时也应逐步进行，快速升高$PaCO_2$也同样会干扰脑生理。

3.TBI患者的循环管理

TBI患者往往伴有中枢神经反射，在循环方面表现为高血压和心动过缓，是机体为了提高脑灌注的重要保护性反射，所以在此时不可盲目地将血压降至正常水平。ICP升高的患者若伴有低血压会严重影响脑灌注，应进行积极纠正。心率若不低于45次/min，一般无须处理，若用抗胆碱药宜首用格隆溴铵，阿托品可通过血脑屏障，可能引起中枢抗胆碱综合征，表现为烦躁、精神错乱和梦幻，甚至可出现惊厥和昏迷，应避免用于TBI患者。TBI患者出现心动过速时常常提示可能有其他部位的出血。

正常人MAP在50～150mmHg范围内波动时，通过脑血管自动调节功能可使CBF保持恒定，而TBI患者这一调节机制受到不同程度破坏，有研究表明约三分之一TBI患者的CBF被动地随CPP同步改变，所以此时维持CPP在60mmHg以上对改善CBF十分重要（儿童推荐维持CPP在45mmHg以上）。

对于无高血压病史的TBI患者，为保证CPP＞60mmHg，在骨瓣打开前应将MAP维持在80mmHg以上。血压过高也会增加心肌负担和出血风险，应给予降压治疗，但一定小剂量分次进行，谨防低血压的发生。手术减压后（打开骨瓣或剪开硬膜）ICP降为零，此时CPP=MAP，同时脑干的压迫缓解，Cushing反射消失，很多患者会表现为血压突然降低和心率增快，在此期应维持MAP高于60～70mmHg，可通过使用血管收缩药和加快输液提升血压。由于骨瓣打开后血压降低的程度很难预料，所以不提倡预防性给予升压药，但应预先进行血容量的准确估计，在开颅前补充有效循环血量。

4.TBI患者的液体治疗

TBI患者多伴有不同程度的低血容量，但往往被反射性的高血压状态所掩盖，此时液体治疗不要仅以血压为指导，还要监测尿量和中心静脉压（central venous pressure，CVP）等的变化，尤其复合伤伴有其他部位出血时。在围手术期应避免血浆渗透压降低以防加重脑水肿，0.9%盐水属轻度高渗液（308mOsm/L），适用于神经外科手术中，但大量使用时可引起高氯性酸中毒，乳酸钠林格液可避免此情况，但它属于低渗液（273mOsm/L），大量使用时会引起血浆渗透压降低，所以在需要大量输液的情况下，可以混合使用上述两种液体并在术中定期监

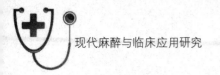

测血浆渗透压和电解质作为指导。

关于TBI手术中晶体液和胶体液的选择方面一直存在争议，对于出血量不大者无须输入胶体液，但需要大量输液时应考虑加入胶体液。胶体液可选择白蛋白、明胶和羟乙基淀粉等，前两种有引起变态反应的风险，而后者大量使用时会影响凝血功能，要注意TBI本身即可引发凝血异常。

甘露醇和呋塞米都可以用来降低脑组织细胞外液容量，甘露醇起效快且效果强，对于BBB破坏严重的患者使用甘露醇有加重脑水肿的顾虑，但目前临床上仍将其作为脱水治疗的首选。甘露醇的常用剂量为0.25～1.0g/kg，使用后产生有效降低ICP或脑松弛效果时可考虑继续应用，而无效或血浆渗透压已经超过320mOsm/L时则不推荐继续使用。近年来高渗盐水（3%或7.5%）用于TBI患者的效果引起了广泛的兴趣，尤其在多发创伤患者的急救方面，但已有研究未能证实高渗盐水较甘露醇具有明显优势，使用不当反而可导致严重的高钠血症，以及中枢系统脱髓鞘改变。

高血糖状态与神经系统不良预后密切相关，所以应尽量避免单纯使用含糖溶液。

围手术期应将血细胞比容维持在30%以上，不足时应输入浓缩红细胞，闭合性脑创伤可进行术野自体血回收利用。小儿本身血容量就很小，单纯的帽状腱膜下血肿和头皮撕裂即可引起相对大量的失血，应注意及时补充。

5.麻醉实施

（1）麻醉诱导

麻醉诱导的原则是快速建立气道，维持循环稳定，避免呛咳。临床上常用快速序贯诱导插管法。给药前先吸入100%氧气数分钟，静脉注射丙泊酚、硫喷妥钠、依托咪酯或咪达唑仑后立即给予插管剂量的肌肉松弛药。饱食患者不可加压通气，待自主呼吸停止即进行气管插管。除非明确排除颈椎损伤，插管过程中应保持头部中立位，助手持续环状软骨压迫直到确认导管位置正确、套囊充气。

低血容量患者使用丙泊酚会引起明显的低血压，可选用依托咪酯或咪达唑仑。循环衰竭患者可不使用任何镇静药。在置入喉镜前90s静脉注射利多卡因1.5mg/kg可减轻气管插管引起的ICP升高反应。

虽然琥珀胆碱可引起ICP升高，但程度较轻且持续时间短暂，在需要提供快速肌肉松弛时仍不失为一个较好的选择。传统观点认为琥珀胆碱引起的肌颤可升高胃内压，增加反流的概率，但实际上其增加食管下段括约肌张力的作用更强，并不会增加误吸的发生率。

苄异喹啉类非去极化肌肉松弛药如阿曲库铵等可引起组胺释放，导致脑血管扩张，引起CBF和ICP升高，而全身血管扩张又会导致MAP降低，进一步降低CPP，所以不主张用于TBI患者。甾类非去极化肌肉松弛药对CBF和ICP无直接影响，适用于TBI患者，泮库溴铵用于脑血流自动调节机制已损害的患者则可明显增加CBF和ICP应慎用。维库溴铵和罗库溴铵几乎不引起组胺释放，对血流动力学、CBF、CM-RO$_2$和ICP均无直接影响，尤其后者是目前临床上起效最快的非去极化肌肉松弛药，静脉注射1.0mg/kg后约60s即可达到满意的插管条件，尤其适用于琥珀胆碱禁忌时的快速气管插管。

（2）麻醉维持

麻醉维持的原则是不增加ICP、CMRO$_2$和CBF，维持合理的血压和CPP，提供脑松弛。静脉麻醉药除氯胺酮外都可减少CBF，而所有的吸入麻醉药都可引起不同程度脑血管扩张和ICP升高，因此当ICP明显升高和脑松弛不良时，宜采用全凭静脉麻醉方法，若使用吸入麻醉药应小于1MAC。气颅和气胸患者应避免使用氧化亚氮。

临床剂量的阿片类药物对ICP、CBF和CMRO$_2$影响较小，可提供满意的镇痛并降低吸入麻醉药的用量，对于术后需保留气管插管的患者，阿片类药物的剂量可适当加大。头皮神经阻滞或手术切口使用局部麻醉药有助于减轻手术刺激引起的血压和ICP的突然增高，避免不必要的深麻醉。

血糖宜维持在4.4～8.3mmol/L，高于11.1mmol/L时应积极处理。应定期监测血浆渗透压并控制在320mOsm/L以内。常规使用抗酸药预防应激性溃疡。TBI患者术后有可能出现惊厥，如果没有禁忌证，可考虑在术中预防性应用抗惊厥药如丙戊酸钠。糖皮质激素可减轻肿瘤引起的脑水肿，之前也大量应用于TBI患者，以期减轻脑水肿，但被证实对TBI患者反而产生不利影响，现在的共识是在TBI患者不再使用糖皮质激素。

（3）麻醉恢复期

术前意识清楚，手术顺利的患者术后可考虑早期拔管，拔管期应避免剧烈的呛咳和循环波动。重型TBI患者宜保留气管导管，待呼吸循环状态良好、意识恢

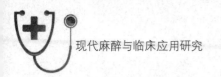

复时再考虑拔管，为了抑制气管导管引起的呛咳反射，在手术结束后可在监测下追加小剂量的镇静药和阿片类药物。创伤程度重，预计需要长时间呼吸支持者应及时行气管切开术。

（二）颅脑创伤患者的脑保护

药物脑保护主要是通过降低 $CMRO_2$，尽管大量的动物实验支持钙通道阻滞剂、自由基清除剂和甘氨酸抑制剂等具有明确的脑保护作用，但无一能在临床上得到有效验证。巴比妥类药是目前临床上唯一证实具有脑保护作用的药物，但二级证据并不支持使用预防性巴比妥达到脑电图爆发抑制。推荐使用大剂量巴比妥类药处理难治性ICP升高，但必须在患者血流动力学稳定的前提下。

TBI后创伤核心区发生严重脑缺血，极短时间内即出现脑细胞坏死，治疗时间窗极其有限，而核心区周围的缺血半影区脑缺血程度相对较轻，如果局部CBF得到恢复，脑细胞坏死的程度和速度会明显改善，所以及时恢复缺血半影区的脑血流是临床上进行脑保护的关键，在此过程中，血压、$PaCO_2$、血糖和体温管理等对TBI患者的转归起到重要影响。

脑缺血时氧供减少，低温可降低氧耗。体温降低到33℃～35℃可能起到脑保护的作用。尽管一些临床试验得出了令人鼓舞的结果，但都没能表现出统计上的显著改善。一项TBI后亚低温治疗的多中心研究在收入392名患者后被中止，正常体温组和亚低温组的死亡率没有差异，而且亚低温组还出现了更多的并发症。目前还不清楚是否存在创伤后亚低温保护作用的治疗时间窗，当实施低温时，必须注意避免副作用，如低血压、心律失常、凝血障碍和感染等。复温应缓慢进行，复温不当时反而会加重脑损害，所以目前不推荐将低温作为一种常规治疗方案：围手术期体温升高会严重影响预后，必须积极处理。

为维持足够的CBF，应保证TBI患者的CPP在60mmHg以上，将CPP保持在70mmHg以上更为合适。为了达到这一目标，临床上常常使用血管收缩药将血压提升基础值的20%左右，但应注意升压过快过高也会增加颅内出血的发生率。TBI后低血压状态是导致预后不良的重要因素，必须积极纠正，α-受体激动剂去氧肾上腺素提升血压的同时不引起CBF降低，是较为合适的选择。

葡萄糖在缺氧状态下会引起乳酸性酸中毒，加速脑细胞坏死，所以必须积极防治TBI患者的高血糖状态，可以通过输入含胰岛素的葡萄糖液调控血糖。对于将血糖控制到何种程度尚无定论，目前一般认为应将其维持在5.6～10.0mmol/L。治疗期间应加强血糖监测，随时调整胰岛素用量，避免血糖过低。

应积极地采取防治措施预防TBI后惊厥。苯二氮䓬类药、巴比妥类药、依托咪酯和丙泊酚等都可快速处理惊厥，需长期抗惊厥治疗时考虑苯妥英钠等。

二、颅内动脉瘤手术麻醉

在脑卒中的病例中，15%～20%是脑出血性疾病。动脉瘤是造成自发性蛛网膜下腔出血（subar achnoid hemorhage，SAH）的首要原因，75%～85%的SAH是由于颅内动脉瘤破裂引起的，其中20%存在多发性动脉瘤。

颅内动脉瘤好发于颅内大血管的分叉处，表现为血管壁的囊性扩张。据估算动脉瘤患病率为2000/10万人。国际研究的最新报道称，动脉瘤破裂的发生率很低，每年动脉瘤破裂所致的SAH发病率为12/10万人。SAH的危险随着年龄的增加而升高，主要发病患者群集中在30～60岁，平均初发年龄为55岁，女性居多，男女比例为1：1.6。在北京天坛医院近年的麻醉记录中，30～60岁的患者占到了80%，最小为11岁，最大为76岁。

（一）颅内动脉瘤的麻醉

颅内动脉瘤麻醉管理的目标是控制动脉瘤的跨壁压力差，同时保证足够的脑灌注及氧供并避免ICP的急剧变化。另外还应保证术野暴露充分，使脑松弛，因为在手术早期往往出现脑张力增加及水肿。动脉瘤跨壁压力差（TMP）等于瘤内压（动脉压）减去瘤外周压（ICP）。在保证足够脑灌注压的情况下而不使动脉瘤破裂。在动脉瘤夹闭前，血压不应超过术前值。SAH分级高的患者ICP往往增高。另外，脑血肿、脑积水及巨大动脉瘤也会使ICP增高。在硬膜剪开之前应缓慢降颅压，因为ICP迅速下降会使动脉瘤TMP急剧升高。

1.术前准备

脑动脉瘤的内科治疗包括控制继续出血、防治CVS等。治疗方案要根据患者的临床状态而定。包括降低ICP，控制高血压，预防治疗癫痫，镇静、止吐，控制精神症状。SAH患者可出现水及电解质紊乱，心律失常，血容量不足等，术前应予纠正。除完成相关的脑部影像学检查，术前准备需要完善的检查包括，血常

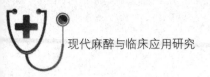

规，心电图，胸部X光片，凝血功能，血电解质，肝、肾功能，血糖等。完成交叉配血试验，对于手术难度大或巨大动脉瘤，应准备足够的血源，并备自体血回收装置。一些患者ECG会显示心肌缺血，高度怀疑心肌损害的患者可以行血清心肌酶和超声心动图检查，必要时请相关科室会诊。

2.麻醉前用药

对于高度紧张的患者可适当应用镇静剂，但应结合患者具体情况而定，尤其对于有呼吸系统并发症的患者。术前抗胆碱药物的选择要根据患者心率等情况决定，除非患者心动过缓，一般不选择阿托品，因其可使心率过快，增加心脏负担。

3.麻醉监测

常规监测包括心电图、直接动脉压、脉搏氧饱和度、呼气末二氧化碳分压、经食管核心体温监测、尿量等。对于临床分级差的患者，最好在麻醉诱导前进行直接动脉压监测，明显的心脏疾病需要监测中心静脉压。出血较多者，进行血细胞比容、电解质、血气分析的检查，指导输血、治疗。有些患者需要监测脑电图、体感或运动诱发电位，但至今无前瞻性临床试验表明神经功能监测的有效性。

4.麻醉诱导

麻醉诱导应力求血流动力学平稳，由于置喉镜、插管、摆体位及上头架等操作的刺激非常强，易引起血压升高而使动脉瘤有破裂的危险。因此在这些操作之前应保证有足够的麻醉深度、良好的肌松，并且血压应控制在合适的范围。对于老年患者或体质较差者可以选择依托咪酯，为防止出现肌阵挛，可预先静注小剂量咪达唑仑或瑞芬太尼。丙泊酚具有诱导迅速平稳、降低CBF、ICP和CMRO$_2$、不干扰脑血管自动调节和CO$_2$反应性等特点，是目前诱导用药的首选。选择起效较快的非去极化肌肉松弛药，如罗库溴铵可以迅速完成气管插管。另外在上头钉的部位行局部浸润麻醉是一种简单有效地减轻血流动力学波动的方法。若ICP明显升高或监测体感诱发电位时宜选用全凭静脉麻醉。

5.麻醉维持

麻醉维持原则是保持正常脑灌注压，防治脑缺氧和水肿，降低跨壁压。保证足够的脑松弛，为术者提供良好的手术条件，同时兼顾电生理监测的需要。

全麻诱导后不同阶段的刺激强度差异可导致患者的血压波动，在进行摆体位、上头架、切皮、去骨片、缝皮这些操作时，应保持足够的麻醉深度。切皮前用长效局麻药行切口部位的局部浸润麻醉。术中如不需要电生理监测，静吸复合麻醉可以达到满意的麻醉效果。

减小脑容积可以使术野暴露更充分，使脑松弛，为夹闭动脉瘤提供便利。为了保持良好的脑松弛度，术前腰穿置管用于术中脑脊液引流是动脉瘤手术较常用的方法，术中应与术者保持良好沟通，观察引流量，及时打开或停止引流。为避免脑的移位及血流动力学改变，引流应缓慢，并需控制引流量。维持$PaCO_2$在30~35mmHg有利于防止脑肿胀。也可以通过静注甘露醇0.5~1g/kg或合用呋塞米（10~20mg，静注）使脑容积减小。甘露醇的作用高峰在静注后20~30min，判断其效果的标准是脑松弛度而非尿量。甘露醇增加脑血流量，降低脑组织含水量。早期ICP降低可能说明脑血管代偿性收缩以使脑血流恢复正常。

6.麻醉恢复和苏醒

在无拔管禁忌的患者，术后早期苏醒有利于进行神经系统评估，便于进一步的诊断治疗。苏醒期常出现高血压。轻度高血压可以提高脑灌注，这对预防CVS有益。血压比术前基础值增高20%~30%时颅内出血的发生率增加，对有高血压病史的患者，苏醒及拔管期间可以应用心血管活性药物控制血压和心率，避免血压过高引起心脑血管并发症。术中使用短效阿片类镇痛药维持麻醉者，应在停药后及时追加镇痛药，可以选择曲马多或小剂量芬太尼、苏芬太尼等，同时应注意药物对呼吸的抑制。预防性应用适宜的止吐药也可避免手术结束后患者出现恶心、呕吐，引起高血压。对术前Hunt-Hess分级为3~4级或在术中出现并发症的患者，术后不宜立即拔管，应保留气管导管回ICU并行机械通气。严重的患者术后需要加强心肺及全身支持治疗。

（二）颅内动脉瘤麻醉的特殊问题

1.诱发电位监测

大脑皮层体感诱发电位及运动诱发电位可用来监测大脑功能，通过诱发电

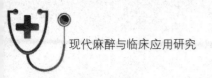

位监测脑缺血可以指导外科操作及循环管理。进行神经生理监测时，首选全凭静脉麻醉，因为其对诱发电位描记的干扰较吸入麻醉小。运动诱发电位监测要求不使用肌肉松弛药，目前多联合应用丙泊酚和瑞芬太尼静脉麻醉，既能满足监测需要，也能很好抑制呼吸以维持机械通气。

2.术中造影

为提高手术质量，确保动脉瘤夹闭的彻底，术中造影是最有效的方法。动脉置管术中造影需在手术开始前放置导管，使手术时间延长，对患者创伤较大。术中吲哚菁绿荧光血管造影使显微手术操作和荧光血管造影可以同时进行。该技术一经出现，即在神经外科领域得到迅速推广。能在术中判断动脉瘤是否完全夹闭，载瘤动脉及其分支血管是否通畅等，通常术者在造影后1min以内即能做出判断。在荧光剂注射后会出现部分患者几秒钟的脉搏血氧饱和度降低。少数患者可能出现对吲哚菁绿的过敏反应，应予以注意。

3.载瘤动脉临时阻断术

在处理巨大动脉瘤或复杂动脉瘤时，为减少出血，便于分离瘤体，常会使用包括对载瘤动脉近端夹闭在内的临时阻断技术，阻断前应保持血压在120～130mmHg，以最大限度地保证脑供血。

4.预防脑血管痉挛

动脉瘤破裂SAH后，30%～50%的患者可出现CVS，手术后发生率更高。预防措施包括维持正常的血压，避免血容量不足，围手术期静脉注射尼莫地平，动脉瘤夹闭后，局部使用罂粟碱或尼莫地平浸泡等。

5.控制性降压

降低动脉瘤供血动脉的灌注压可以减小动脉瘤壁的压力并使手术时夹闭动脉瘤更易操作。另外，如果动脉瘤破裂会更易止血。但是目前，随着神经外科医师技术的提高，以往常用的控制性降压技术目前不再常规使用。低血压虽然有助于夹闭动脉瘤，但可能破坏脑灌注，尤其是在容量不足情况下，使CVS发生率增加导致预后不良。大多数神经外科医师通过暂时夹闭动脉瘤邻近的供血动脉的方法达到"局部降低血压"的效果。有些是3~5min短期多次夹闭，但另外一些医师发现多次夹闭可能会损伤血管而采用5~10min的时间段。血压应保持在正常范围或稍高于正常水平以增大其他部位的血流量，但应避免暂时夹闭后尚未处理的动脉瘤直接处于血压过高的状态。

6.术中动脉瘤破裂

术中一旦发生动脉瘤破裂，必须迅速补充血容量，可采用短暂控制性降压，以减少出血。如短时间内大量出血，会使血压急剧下降，此时可适当减浅麻醉，快速补液，输血首先选择术野回收的红细胞，其次可以适当补充异体红细胞及新鲜血浆。如血压过低可以使用血管收缩药维持血压，出血汹涌时可以采用两个负压吸引器同时回收血液，注意肝素的滴速，避免回收血凝固，回收的红细胞可加压输注。已有的大量病例证实，术野自体血液回收是挽救大出血患者生命的有力措施，术前应做好充分准备。

7.低温

低温麻醉会使麻醉药代谢降低，苏醒延迟，增加术后心肌缺血、伤口感染及寒战发生率。在研究中采用低温麻醉实施动脉瘤夹闭术并未发现有益。

第二节　心血管外科手术麻醉

一、缩窄性心包炎手术麻醉

缩窄性心包炎是由于心包慢性炎症性病变所致的心包纤维化、增厚并逐渐挛缩、钙化，压迫心脏和大血管根部，使心脏舒张和充盈受限，血液回流受阻，心功能逐渐减退，心排血量降低而引起的心脏和全身一系列病理生理改变，从而导致全身血液循环障碍的疾病。其自然预后不良，最终因循环衰竭而死亡。治疗的唯一有效方法是确诊后尽早手术。

（一）病情特点与评估

心包包裹心脏和出入心脏的大血管根部，分为外层的纤维心包和内层的浆膜心包。纤维心包为底大口小的锥形囊，囊口在心脏右上方与出入心脏的血管外膜相移行，囊底对向膈中心腱并与之相连。纤维心包坚韧、缺乏伸展性，心包积液时腔内压力增高，可压迫心脏。浆膜心包分为脏、壁二层，壁层与纤维心包紧贴，脏层紧贴心肌，即心外膜。脏、壁层心包在出入心脏的大血管根部稍上方相互移行。慢性炎症时，脏、壁层粘连，限制心脏舒缩。心包腔为纤维心包和壁层心包与脏层心包围成的狭窄、密闭腔隙，内含少量浆液，起润滑作用。

缩窄性心包炎的病因尚不完全清楚，目前已知的有结核性、化脓性、非特异性及肿瘤化疗、肿瘤和外伤等所致的缩窄性心包炎等。过去慢性缩窄性心包炎多由结核杆菌所致，结核病的控制使慢性缩窄性心包炎病例显著减少，大多数患者病因不明，即使心包病理和细菌学检查也难以明确病因。心包脏层和壁层由于炎性病变导致炎性渗出和增厚，彼此粘连闭塞心包腔。心包增厚一般在0.3~1.0cm，严重者可达2cm。在心脏表面形成一层厚薄不均的硬壳，紧紧包裹心脏，限制心脏舒缩。在腔静脉入口和房室沟处易形成狭窄环，造成严重梗阻。由于心脏活动受限，心肌逐渐萎缩变性，甚至纤维化。心脏和腔静脉入口受增厚甚至钙化心包压迫是生理紊乱的主要原因。心脏舒张受限，充盈不足，心排血量下降，心率代偿性增快。右心室充盈受限，静脉压升高，导致体循环静脉扩张、颈静脉怒张、肝淤血肿大、腹腔和胸腔积液、下肢浮肿。左心室舒张受限使肺循环压力增高和肺淤血，影响呼吸功能。

约50%的患者发病缓慢，无明确的急性心包炎病史。急性化脓性心包炎发病后1年至数年才出现典型症状，结核性心包炎6个月后可出现症状。主要表现为重度右心功能不全，呼吸困难、腹胀和下肢浮肿，呈慢性进行性加重，患者易疲劳，心前区不适，活动后心悸，咳嗽、食欲不振、黄疸、消瘦等，肺部淤血严重者可出现口唇、末梢发绀，端坐呼吸。重症患者可有腹水、消瘦、血浆蛋白降低、贫血等，甚至出现恶病质。

听诊心音遥远、无杂音，触诊心前区无搏动，脉搏细速，出现奇脉（吸气相脉搏减弱或消失），血压偏低，脉压减小，中心静脉压升高。叩诊胸部浊音，可有胸水，呼吸音粗，可闻及湿啰音。

血象改变不明显，可有贫血。红细胞沉降率正常或稍快。肝功能轻度损害，白蛋白降低。部分患者可出现结核抗体试验阳性。心电图改变包括QRS波低电压、T波平坦或倒置，提示心肌缺血；可有房性心律失常，P波异常。X线检查心影大小无异常，心脏边缘不规则、各弧段消失、左右侧心缘变直，主动脉弓缩小，心脏搏动减弱，主动脉搏动减弱，上腔静脉扩张致右上纵隔增宽，左心房增大，心包钙化，肺瘀血。胸部平片可见一侧或两侧胸膜增厚、粘连、钙化或胸腔积液。CT和磁共振检查可了解心包增厚、钙化的程度和部位，有助于鉴别诊断。超声心动图可显示心包增厚、粘连或积液，室壁运动受限，下腔静脉和肝静脉增宽等。其他检查包括冠状动脉CT、心导管检查、心肌组织成像等有助于排除血管疾病导致的心肌缺血和明确心肌受损程度等。

（二）术前准备

缩窄性心包炎起病缓慢，全身情况差。心脏收缩和舒张功能严重受累，临床表现为射血分数正常，但心脏指数降低，循环时间延长，动静脉血氧分压差增大。代偿性表现为血浆容量、血细胞比容和总循环容量增加。多数伴有胸膜炎、胸腔积液，肺功能受影响，亦可累及肝脏功能。术前应根据患者的病情积极维护各脏器功能，调整内环境稳定，提高患者对麻醉和手术的耐受性，减少术中和术后并发症的发生。

针对原发感染应积极采取抗感染措施，除明确诊为非结核性心包炎之外，至少应进行系统的抗结核治疗2W。对大量胸水、腹水患者，为维护其呼吸功能，术前可适当抽排胸水、腹水，抽排量以患者能耐受且不剧烈影响血流动力学为原则，但绝不能因为药物治疗和反复胸腹腔穿刺能缓解症状而延误和丧失手术时机。麻醉前用药以不引起呼吸、循环抑制为前提。可在患者进入手术室后在严密监测下适度使用，常用药物有吗啡、东莨菪碱、咪达唑仑和右美托咪定等，术前常规要禁食禁饮。腹内压高的腹水患者，为防止误吸，可预防性给予氢离子拮抗剂，如奥美拉唑、雷尼替丁等。低流量氧疗有助于改善患者的组织代谢状况。提供高蛋白饮食、补充血浆蛋白和补充维生素B、C。肝功能明显下降患者还应补充维生素K以改善患者的凝血功能，防止手术过程中因凝血功能低下导致异常出血。常规利尿、补钾，调整水、电解质平衡。术前一般不用洋地黄制剂，心功能差、心率大于100次/min者仅在手术当日清晨给予小剂量洋地黄类药物，如毛花苷C为0.2~0.4mg，可适当控制心率，改善心功能。准备呼吸、循环辅助治疗设施，对病程长、心肌萎缩、估计术后容易发生心脏急性扩大、心力衰竭者，除药物准备外，应备好机械通气装置和心室辅助装置如主动脉球囊反搏（IABP）

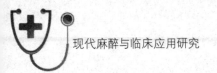

等。应备妥体外循环以防术中大出血，手术前，患者的一侧腹股沟区应做消毒准备，必要时可实施股动脉、股静脉体外循环转流，以保证氧合与补充血容量。准备体外贴敷式除颤电极并连接除颤仪，防止心包剥脱完成前发生心室纤颤时无法进行胸内除颤的窘迫状态。

（三）麻醉方法

无论采用何种麻醉方法，麻醉管理的目的在于避免心动过缓和心肌抑制。选择气管内插管静吸复合麻醉时，应进行全面监测，包括心电图、脉搏血氧饱和度、无创动脉压、有创动脉压、呼气末二氧化碳分压、中心静脉压和体温等，估计术后可能发生低心排血量综合征的患者，建议放置肺动脉导管进行监测。缩窄性心包炎患者由于循环代偿功能已十分脆弱，必须在严密监测心电图、脉搏氧饱和度和有创动脉压下缓慢施行麻醉诱导。由于患者的循环时间延长，药物起效慢，应酌情减慢麻醉诱导注药速度，不能误以为患者耐受性好而造成药物相对过量，以致血压下降甚至循环衰竭。备好多巴胺、去氧肾上腺素和肾上腺素等急救药物，根据监测情况随时修正麻醉用药方案，避免血压下降和心动过缓。

常用麻醉诱导药物有咪达唑仑、依托咪酯、氯胺酮、苏芬太尼等。尽管氯胺酮可能增加心肌氧耗，但可以防止诱导时出现血压下降和心动过缓，而心率增快是缩窄性心包炎患者增加心排血量的唯一有效代偿因素。肌松药应选用循环影响轻微且不减慢心率的药物，如泮库溴铵、罗库溴铵等，并适当减小剂量、缓慢滴定给药。麻醉维持以采用对循环影响轻微的芬太尼、苏芬太尼和瑞芬太尼为主的静吸复合或静脉复合麻醉。对心功能较好的患者可在手术强刺激环节（如切皮、劈开胸骨或撑开肋骨）时，吸入异氟烷、七氟烷或地氟烷加深麻醉。采用对肝肾功能影响小的阿曲库铵和顺式阿曲库铵等维持肌松。

麻醉管理要点在于：①维持血流动力学稳定，严格管理输血输液速度和液体入量，以防缩窄解除后心室过度充盈膨胀，引发急性右心衰竭或全心衰竭。遵循在心包完全剥离前等量输液或输血，心包剥离后限量输液的原则。②随着心包的剥离，开始小量使用多巴胺等强心药物，并随时调整剂量，直至心包完全剥离。避免心包剥脱、心肌受压解除、腔静脉回心血量骤增引起的急性心力衰竭。③密切监测心电图，出现严重心律失常时，应及时与手术医师沟通，必要时暂停手术并积极处理。由于开胸后无法直视心脏表现，经食管超声心动图（TEE）在评估缩窄性心包炎患者血流动力学方面有非常重要的价值。④避免机械通气潮气量过大，以防因心血量进一步减少导致心排血量降低。⑤全面监测内环境，包括血气分析、血常规、电解质和尿量等根据血气分析等监测结果及时调整内环境稳定，维持水、电解质和酸碱平衡。⑥手术结束后应保留气管插管送ICU机械通气，全面监测，维持正常血气水平，控制输液、输血量，持续强心、利尿，维护心功能，防止术后低心排血量综合征的发生，防止水、电解质和酸碱紊乱，并根据患者的情况合理制定镇静、镇痛方案，避免血流动力学波动。

二、先天性心脏病手术麻醉

（一）病情特点

国内先天性心脏病（以下简称"先心病"）的发病率为6.3%～14%，但真实的发生率可能高于这一水平，许多出生后即死亡的患儿可能与致死性的先心病有关，而有些先心病，如主动脉双叶瓣畸形和动脉导管未闭早期无症状，因此真实的发病率尚不明确。早产儿先心病的发病率高于足月产儿（尤其是室间隔缺损与动脉导管未闭），患糖尿病的母亲，其新生儿先心病的发病率高于无糖尿病母亲的产儿。另外，23%～56%染色体异常的患儿伴有先心病。发病原因可能与胚胎期发育异常、环境或遗传因素等有关。在过去的数年中，随着疾病的诊断、体外循环技术、监测和围手术期管理技术的不断进步，越来越多的幼小、危重的先心病患儿得到了成功的手术治疗。医学和外科手术技术的发展为85%～95%的先心病患儿活至成年提供了机会，成年先心病患者的数量已与儿童的数量相当。

先心病种类繁多，临床常见的有10多种。一般根据先心病血流动力学特点进行分类，如是否存在分流、肺血流是增加还是减少、瓣膜周围是否有异常导致血流梗阻或减少等。因此，先心病分类方法也有多种，麻醉医师应采用有利于麻醉管理的分类方法。发绀型和非发绀型先心病是最常用的分类方法，发绀型先心病通常存在右向左分流或以右向左分流为主的双向分流或动静脉血混合；非发绀型先心病通常又分为无分流型和左向右分流型。

根据心脏血流动力学特点和缺氧原因，先心病可分为：①左或右心室压力超负荷；②心室或心房容量超负荷；③肺血流梗阻性低氧血症；④共同心腔性低氧血症；⑤体、肺循环隔离性低氧血症。

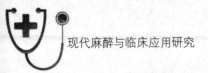

根据分流血流对肺循环的改变可分为3种。①肺血流增多型：肺血流增多导致肺循环容量或压力超负荷。②肺血流减少型：异常分流或肺血流梗阻使肺血流减少导致全身血液氧合不足。③正常肺血流型：无分流的梗阻性病变常导致心肌做功增加、心室肥厚、顺应性降低和氧耗增加。根据解剖病变和临床症状分类可分为：单纯交通型（心房、心室、动脉和静脉间直接交通）、心脏瓣膜畸形型、血管异常型、心脏位置异常型、心律失常型等。

心脏麻醉医师不但要掌握手术前患者的病理生理特点，还要掌握手术后患者的病理生理改变。

1.室间隔缺损

胚胎从第8周开始形成室间隔组织，出生后20%~60%新生儿的室间隔自行闭合，其余40%在婴儿期闭合，多数在5岁以内闭合。超过5岁自行闭合者很少，即遗留室间隔缺损畸形。室间隔缺损是最常见的先天性心脏畸形。左心室压力[（80~130/5~10）mmHg]远超右心室[（15~30/2~5）mmHg]，产生左向右分流。左向右分流量取决于缺损大小和肺循环阻力。缺损部位不同对血流动力学影响的差异很小。只有很小的缺损心脏收缩后期可暂时关闭，而大、中型缺损的分流无影响。

左向右分流的血流动力学改变包括：①肺血多致左心室容量超负荷；②肺血流量大大增加；③体循环流量不足。左心室扩大、肥厚，心肌拉长，在生理代偿期内收缩增强，但心腔内超容和室壁顺应性降低使左心室舒张压升高，充盈受限，肺静脉、肺微血管等后续血流受堵，导致肺瘀血和肺间质水肿、肺泡水肿，肺顺应性降低，通气和换气功能障碍，左心衰竭和呼吸衰竭同时出现。左心室泵向主动脉的血流因分流减少，导致代偿机制的出现，血中儿茶酚胺浓度升高，交感神经兴奋，体循环血管收缩，外周阻力增高以维持血压。肾血流量减少使肾素血管紧张素系统兴奋导致水钠潴留、血容量增加，肺循环和体循环静脉床瘀血，引起肺水肿、肝肿大和皮下水肿等。肺动脉阻力增加最终导致肺动脉高压。年龄、海拔高度、血细胞比容、体力活动和肺血管结构均可影响肺动脉压力。长期左向右大量分流使肺血管被破坏，Heath和Edwards将其病理变化分为六级，肺血管结构的改变最终使肺动脉高压从可逆的动力性高压向不可逆的阻力性高压演变，肺动脉压可达到或超过主动脉压，使缺损处发生右向左分流，称为艾森门格综合征；其后发现除室间隔缺损外，其他左向右分流的先心病亦可继发此病理生理，因此Wood将这类患者统称为艾森门格综合征。

2.房间隔缺损

房间隔缺损为心房水平的左向右分流，可使肺循环流量三、四倍于体循环，右心房、右心室和肺动脉扩张。左右心房的压力差不能解释临床所见的巨大分流量，体位（重力）与分流方向也无关，房间隔缺损大量右向左分流的机制为：左室壁厚，心腔狭长，二尖瓣口面积小（成人$4\sim6cm^2$）；右室壁薄，顺应性高，易扩张，心腔短阔，三尖瓣口面积较大（$11\sim13cm^2$），方便容纳血液，心室舒张时右心房较易充盈右心室。房间隔缺损时左右房压力趋于相等，$4\sim5mmHg$，右心室远较左心室容易充盈，由此造成大量左向右分流。心室收缩时存在左向右分流是由于右心房连接的腔静脉系统容纳血量远远大于左心房连接的肺静脉系统，在心室收缩晚期缺损部位已有左向右分流，但在心房收缩早期由于右心房收缩较左心房稍早，可有少量右向左分流，但随着大量左向右分流，少许分流入左心房的血流又被赶回右心房。由于右肺静脉开口接近缺损部位，因此分流部分大多由右肺静脉而来。

房间隔缺损时左心室的射血分数仍能保持正常，但左心室充盈不足，年长后左心室功能减退，因房间隔存在缺损，左心室功能减退导致的左房压升高可由缺损的分流得到缓解，所以临床表现为右心衰竭，手术修补后可能表现出左心室功能不全的症状。房间隔缺损患者20岁以前多无明显的肺动脉高压，除非居于海拔很高地区的患者。

3.动脉导管未闭

动脉导管是胎儿肺动脉和主动脉间的正常通道，出生后即自行关闭。如关闭机制有先天缺陷，即构成临床上的动脉导管未闭。在某些先心病中，未闭的动脉导管是患儿生存的必需血源，自然关闭或手术堵闭可致死亡。出生后血氧升高和前列腺素降低是导管关闭的最主要因素，其螺形和环形平滑肌开始收缩，使导管管壁增厚、缩短，不规则的内膜增厚和垫墩发挥堵闭管腔的作用。出生后15h内大多已功能关闭，管壁细胞无菌性坏死，代之以纤维组织增生而成动脉韧带。

出生后3个月仍未关闭一般才被认为是临床上的动脉导管未闭。因主动脉的收缩压和舒张压总是高于肺动脉，所以始终是左向右分流。主动脉分流的动脉血和来自右心室的静脉血在肺动脉混合，入肺循环再回到左心房、左心室，大大增加了左心室每搏量；除非有肺动脉高压，否则右心的前后负荷不变，而左心容量增加致心肌肥厚。主动脉收缩压不变甚至升高，而舒张压因主动脉瓣关闭后继续向肺动脉分流而降低，脉压增宽，产生周围血管体征。左心容量增加致左心室扩大，舒张压上升，使左心房及后续血管床瘀滞引起肺水肿。导管的长度、粗细与分流量有关，流程长者阻力增大，还可有扭曲使分流减少，还可因体位不同而与纵隔脏器位置关系变更压迫导管，称为"间歇性"导管，杂音时有时无。肺循环阻力是影响分流大小的至关重要因素，阻力主要产生于肺动脉至小分支段，如二尖瓣狭窄或左心衰竭时肺静脉回流受阻，亦可使肺动脉压上升，分流减少。如肺循环阻力超过体循环，将产生右向左分流，肺动脉血流向降主动脉，产生下身青紫而上身不紫的差异性青紫。

动脉导管未闭引起肺动脉高压的原因包括：①分流量大使肺动脉压力增高（动力性）；②主动脉压力传导至肺动脉；③年长后产生梗阻性肺动脉高压；④肺静脉压增高（微血管后肺动脉高压）。

4.肺动脉狭窄

根据狭窄部位可分为瓣膜部、漏斗部、肺动脉干和肺动脉分支狭窄，有单纯性狭窄或合并其他心血管畸形，约占先心病总数的25%～30%。肺动脉狭窄使右心室射血受阻，其收缩压增高程度与狭窄的严重程度成正比。严重肺动脉狭窄随着年龄增长，右心室进行性向心性肥厚，顺应性下降，舒张压增高，同时伴有三尖瓣反流，右心房、右心室扩大，最终导致右心衰竭。未经治疗的患者可出现肝静脉瘀血所致的肝硬化。中、重度肺动脉狭窄在胎儿期右心室心排血量可维持正常。重度狭窄患者的回心血经卵圆孔或房间隔缺损进入左心房、左心室，致使右心室、三尖瓣发育不良。出生后由于心房水平大量右向左分流，呈现严重低氧血症，不及时处理将危及生命。周围肺动脉狭窄约占先心病总数的2%～3%。狭窄可单发，仅累及肺动脉总干或其分支，或多发性狭窄同时累及肺动脉总干及若干较小的肺动脉分支。周围性肺动脉狭窄常合并其他先心病，如肺动脉瓣狭窄、法洛四联症、主动脉瓣上狭窄和室间隔缺损等。根据狭窄范围和程度，可致不同程度的右心室肥厚，随着年龄增长，肺动脉狭窄可加重。周围肺动脉狭窄的治疗首选经皮球囊血管成形术。严重的分支狭窄，尤其是多发性外周分支狭窄，手术治疗难度很大，疗效也不满意。

5.法洛四联症

法洛四联症是最常见的发绀型先心病，其发生率在0.2%左右，占先心病的12%~14%。法洛四联症的四个病理特点，即肺动脉狭窄、主动脉骑跨、室间隔缺损和右心室肥厚，故称为法洛四联症。其中肺动脉狭窄和室间隔缺损是最主要的病变。肺动脉狭窄致肺血量严重不足，由体循环向肺循环丛生侧支血管，侧支血管可分为三类。第一为支气管动脉与肺动脉在肺内深部连接，第二为主动脉分支在肺门与肺动脉相连，第三为锁骨下动脉在进肺门前与肺动脉相连。法洛四联症的非限制性室间隔缺损使左右心室收缩压相等，通过室间隔缺损的血流方向和流量由肺动脉狭窄程度所决定。可呈现双向分流和右向左分流，右向左分流者肺血量明显减少，主动脉血流主要来自右心室，故有明显发绀。尽管有明显的肺动脉狭窄，但肺动脉压力正常或偏低，心排血量可正常或增高。非限制性室间隔缺损的存在使右心室压力不会超过体循环压力。法洛四联症中室间隔缺损的位置、肺动脉狭窄部位和主动脉骑跨程度对血流动力学改变不起决定性作用，右心室肥厚是右心室收缩压增高的代偿性改变。发绀程度还与血红蛋白增高程度和是否伴有动脉导管未闭以及体肺侧支血管多少等因素有关。法洛四联症右心血流的分流和左心回心血量减少都不增加容量负荷，因此心力衰竭很少见。心脏不大甚至偏小，慢性低氧血症可代偿性地产生肺部侧支循环和红细胞增多症，致使血液黏滞度增高容易发生血栓。侧支循环丰富的患者，肺血减少不明显，术前患者发绀较轻，但根治术后侧支循环的病理生理相当于未结扎的动脉导管，引起术后肺血增加，应引起注意。

（二）麻醉方法

1.术中监测

（1）无创监测

无创监测主要包括心电图、无创血压、经皮脉搏氧饱和度、呼气末二氧化碳、麻醉气体浓度和温度等，TEE为半有创监测，有专用小儿食管探头时可以采

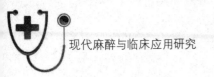

用。心电图主要用于监测心律失常和心肌缺血，婴幼儿应准备专用电极妥善固定并防止皮肤受损。心脏手术中的无创血压只在有创动脉压建立之前使用。经皮脉搏氧饱和度在小儿心血管手术中极为重要，可大大提高麻醉的安全性，特别对于发绀患儿。手术中影响脉搏氧饱和度的因素众多，如高频电刀、手术灯光、袖带血压计、血管收缩痉挛、注射染色剂、局部低温和低灌注等。目前第五代脉搏氧饱和度监测技术已可安全地用于低温和低灌注状态，考虑到小儿的肢端容易受低温和低灌注影响，建议采用一次性氧饱和度探头，有用于指、趾、手掌、脚掌、耳垂的探头，并有额贴探头，可监测脉搏脑氧饱和度。小儿的氧储备较差，一旦出现氧饱和下降，说明已经出现明显缺氧，应特别注意。呼气末二氧化碳监测已成为临床麻醉中的常规监测项目，除了解二氧化碳分压水平、确认气管内导管和麻醉回路完整性外，也可获得病理生理方面的信息，如法洛四联症流出道痉挛肺血减少导致缺氧发作的患儿，呼气末二氧化碳可明显降低。

（2）有创动脉压监测

术中由于血压波动、体外循环期间非搏动血流和反复采样血液分析等的需要，直接动脉压监测极为重要。适用于所有体外循环心脏手术和小儿非心脏手术，特别是新生儿。小儿测压管道的抗凝为每毫升生理盐水含肝素1U。虽然股动脉、尺动脉、肱动脉、颞动脉和足背动脉均可采用，但临床上最常使用桡动脉。术前应常规检查手部两侧的血液循环，通过触诊对桡动脉搏动情况做出评价，行改良Allen试验对手部并行循环做出评价。

（3）中心静脉压监测

可用于中心静脉压测定、快速给药、输血输液、放置肺动脉导管或起搏导管及术后静脉营养等。常用穿刺置管途径有颈内静脉、锁骨下静脉、股静脉、颈外静脉和肘前静脉等。

（4）肺动脉压监测

中心静脉压仅反映右心充盈和血容量状况，不能反映左心状态。Swan-Ganz导管可用于术中和术后测定右室肺动脉压差及混合静脉血氧饱和度，为诊断和治疗提供指标。尤其适用于充血性心力衰竭、左心功能低下、肺动脉高压、主动脉瓣和二尖瓣病变患者。目前临床已有用于小儿的特种肺动脉导管。

（5）左房压监测

放置肺动脉导管困难的小儿可在术中由外科医师在左心房置管测定左房压。

有些医疗中心采用将位于右心房的中心静脉导管经房间隔缺损置入左心房临时监测左房压，此时，5岁以内的小儿中心静脉导管应置入10~14cm。左房测压时要慎防气体进入测压系统。

（6）中枢神经系统监测

体外循环心脏手术后的中枢神经系统并发症多发、复杂，成为目前研究领域的热点。常用监测手段包括脑电图、双频谱分析（BIS）、经颅多普勒脑血流图（TCD）、颅内压监测及脑氧饱和度监测等，但目前在敏感性、可靠性、定位和定量等方面均存在不足。

2.麻醉诱导与维持

（1）麻醉药的选择

全面理解先天性心脏病病理生理和血流动力学特点，是麻醉管理和麻醉用药的基础。药物选择须综合考虑疾病严重程度、心血管功能状况、年龄、有无静脉通道、入室状况和有无气道梗阻等。

吸入麻醉药：除经呼吸道吸入外，也可在体外循环机上安装挥发罐维持体外循环期间的全身麻醉，可选用N_2O、恩氟烷、异氟烷、七氟烷或地氟烷等。吸入药诱导较迅速，可避免患儿因穿刺等操作而引起哭闹和缺氧；麻醉苏醒较快，利于早期拔除气管导管；但对循环功能抑制较明显，血清氟离子浓度较高，对肾、肝功能可能产生不利影响。N_2O可用于麻醉诱导和维持，但从转流开始即应停止使用，以防发生张力性气胸或气栓等并发症。

静脉麻醉药：常用药物有氯胺酮、咪达唑仑、依托咪酯和丙泊酚。氯胺酮的交感兴奋作用使心率增快，心肌收缩力增强，故对心功能差的病儿较容易维持心率和血压，氯胺酮是唯一有确切镇痛作用的静脉麻醉药，对呼吸系统抑制小，除麻醉诱导外，也可用于心导管检查等，但有分泌物增多的副作用，应常规使用阿托品、东莨菪碱或长托宁等。丙泊酚作用迅速可靠，但抑制心肌和扩张外周血管，用于重症心脏患儿易引起血压下降。依托咪酯心血管抑制作用小，麻醉诱导安全可靠，且乳剂对血管的刺激明显减小，与吸入药或镇痛药合用，可安全地用于重危先心病患儿的麻醉诱导。

麻醉性镇痛药：吗啡和笑气合用对充血性心力衰竭和发绀型先心病患儿可产生满意的镇痛作用，且不抑制心肌收缩和交感神经系统。小量吗啡（0.1mg/kg）

可使患儿从手术室平稳地转移到监护室，避免手术结束时麻醉突然减浅，且对术后通气无明显影响。芬太尼及其衍生物麻醉能提供稳定的血流动力学状态，有效抑制神经体液应激反应，且无心肌抑制作用。目前已基本放弃早年大剂量芬太尼麻醉方法，改用中、小剂量芬太尼麻醉（$3 \sim 5 \mu g/kg$），能有效减轻术后呼吸抑制，缩短呼吸支持时间、监护室滞留时间和住院时间。苏芬太尼镇痛作用为芬太尼的$7 \sim 10$倍，且镇静作用强，引起胸、腹壁肌肉僵硬的副作用较小，诱导期使用更安全。随着快通道心脏麻醉的普遍提出和应用，瑞芬太尼在心脏手术中的应用越来越多，尽管其呼吸抑制作用较强，但停药后$3 \sim 5min$自主呼吸即可恢复，便于精确控制患儿的麻醉状态。由于芬太尼等存在引起胸腹壁僵硬的副作用，建议患儿诱导时在充分镇静后先用肌松药，以避免无法有效通气的状况发生。麻醉性镇痛药不能避免术中知晓的发生，应同时做好充分镇静。

肌肉松弛剂：肌松药的选择通常以血流动力学效应、起效时间、作用持续时间、不良反应及患儿疾病和治疗用药等为依据。诱导常采用起效较快的罗库溴铵和美维松，由于去极化肌松药琥珀酰胆碱的副作用较多，目前临床上使用较少，但在估计插管困难的患者可以作为备用药物。根据手术时间长短选择维持肌松用药。应注意苄异喹啉类肌松药阿曲库铵等的组胺释放作用对心血管系统的影响，顺式阿曲库铵的组胺释放作用大大减小，安全度有所提高。对疾病已经影响肝肾功能的患者，可选用不经肝肾代谢的阿曲库铵和顺式阿曲库铵，避免药物蓄积。麻醉维持期间的肌松药可以间隔一定时间根据肌松监测结果单次推注，或使用微量注射泵持续输注。

（2）麻醉诱导

诱导方式需根据患儿的年龄、病情和合作程度做出选择，有吸入、静脉和肌肉等给药方式。①肌肉注射诱导，适用于婴幼儿或不合作患儿及病情重、发绀显著或心功能不全而尚未开放静脉通路的患儿。常用氯胺酮$4 \sim 6mg/kg$肌注，可使患儿安静入睡，同时升高血压，增加心排血量，利于维持循环稳定；还有提高周围血管阻力以维持肺血流量和氧饱和度的作用，可安全用于右向左分流的患儿。②静脉诱导，适用于能合作的儿童，对左向右或右向左分流患儿均适用。根据病情可选用下列诱导药物组合：丙泊酚$1 \sim 1.5mg/kg$，氯胺酮$1 \sim 2mg/kg$，依托咪酯$0.3mg/kg$，咪达唑仑$0.05 \sim 0.1mg/kg$。患儿入睡后先用肌松药，再结合芬太尼$3 \sim 6 \mu g/kg$或苏芬太尼$0.5 \sim 1 \mu g/kg$静脉注射，然后可施行气管内插管。③吸入麻醉诱导，适用于心功能较好、左向右分流的患儿，但不适用于右向左分流的发绀病儿，因肺血少可致麻药从肺泡弥散入血的速度减慢，且容易引起动脉血压降低。目前常用药物为七氟烷，其特点为诱导迅速、气味好、循环抑制小、无组织毒性。

诱导过程中应注意保持患儿气道通畅并关注心率的变化。先心病患儿气道梗阻的耐受性很差，特别是婴幼儿和发绀型心脏病患儿。气道梗阻将导致低氧血症和高碳酸血症，肺循环阻力增加，逆转心内左向右分流或增加右向左分流。心动过缓或结性心律可导致心排血量降低，灌注不足、酸中毒进一步抑制心肌收缩力，升高肺血管阻力，降低体血管阻力。

（3）麻醉维持

先心病患儿麻醉维持主要依据术前状态、对全麻诱导后的反应、手术时间长短、术中操作和术后对呼吸管理方式的需求等因素综合考虑制定。一般麻醉维持方法为麻醉性镇痛药加吸入麻醉药、肌松药或其他静脉麻醉药。结合体外循环下手术流程，分体外循环前、体外循环中和体外循环后三个阶段处理。

体外循环前：麻醉要求保证血流动力学平稳，使其顺利过渡到并行体外循环阶段。应加深麻醉抑制手术刺激，如切皮、锯胸骨等，追加芬太尼、苏芬太尼和肌松药，调整吸入药浓度。及时调整心内操作引起的血流动力学变化，尤其是游离升主动脉和上、下腔静脉时，容易发生血压波动和心律失常。对手术区的直接观察有助于了解心肌收缩和两肺的膨胀。根据对血压、中心静脉压等的监测确定输液量，一般不需输血，若有明显失血应及时补充胶体或输血，或主动脉插管后通过体外循环机补充容量，维持血流动力学稳定。

体外循环中：转流开始前应加深麻醉，包括镇静镇痛药和肌松药，防止体外循环装置使分布容积增大导致血药浓度降低引起术中知晓和自主呼吸恢复。全身肝素化后即停止外周液体输入。上、下腔静脉阻断后，基本无肺血流即可停止机械通气，或在主动脉阻断后停止通气。是否继续吹氧使两肺保持膨胀，从而降低术后肺部并发症有不同观点。体外循环期间膨肺主要用于帮助外科医师检查室间隔修补后有无残余分流，二尖瓣修补后检查瓣膜关闭是否完全及开放主动脉前协助排出左心气体。上、下腔静脉开放后，吸尽气道内分泌物可恢复机械通气，根据血压、肺血流量（呼气末二氧化碳水平）随时调整呼吸参数，循环灌注指标主要包括平均动脉压、中心静脉压、尿量、体温、pH和氧饱和度。主动脉开放

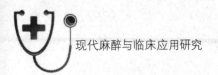

后，根据心脏复跳情况选用血管活性药物，常用药物有多巴胺、多巴酚丁胺、肾上腺素微量泵持续泵注，其他药物如钙剂、阿托品、异丙肾上腺素、碳酸氢钠、硝酸甘油、肾上腺皮质激素、利多卡因、米力农、前列腺素E1等，应根据不同情况选用，以维持心脏复跳后、并行循环期间血流动力学稳定。及时处理顽固性心律失常，如室颤时及时除颤等，在改善灌注和异丙肾上腺素等药物处理无效时，应建议外科医师尽早安装临时起搏器。在循环、呼吸、体温、内环境、麻醉深度、术野出血情况都达到满意状态后脱离体外循环，对手术效果不明显者，要做好继续体外循环的准备。

体外循环后：除了维持适当的麻醉深度，应注意以下几点。①维持良好的心肌收缩力和灌注压；②补充血容量；③维持电解质酸碱平衡，特别是避免低钙血症和低钾血症；④维持满意的尿量；⑤保持体温。根据患儿病情维持麻醉深度，病情轻者，麻醉不宜过深，以便术后早期拔管。由于监护室无吸入麻醉装置，应逐渐将吸入麻醉过渡到静脉麻醉，以防送至监护室后麻醉过浅，导致血流动力学波动。根据ACT监测合理使用鱼精蛋白，并注意鱼精蛋白可能引起的过敏反应，一旦发生可用钙剂和正性肌力药物纠正；一旦出现严重的肺血管收缩、痉挛，必要时可重新体外循环转流辅助。重症先心病患者病情多变，转送ICU前应备好小儿简易呼吸机和监护仪，途中继续观察各项指标变化，并备好急救药物。

第三节　泌尿外科手术麻醉

一、泌尿外科手术体位

泌尿外科手术过程中患者的体位较为复杂，其中一些特殊体位的摆放可能导致严重的并发症，如神经损伤、横纹肌溶解等。因此，麻醉医师有必要详细了解泌尿外科手术的特殊体位摆放及相关并发症等知识。

（一）膀胱截石位

膀胱截石位应用于经尿道手术、尿道球部重建术和经会阴前列腺切除术。标准的膀胱截石位患者取仰卧位，下肢屈曲，屈髋屈膝，髋关节和膝关节屈曲约90°，小腿与地面平行。低位膀胱截石位髋关节屈曲仅为30°～45°，但在某些极端情况下，要求腿部伸展，极度屈髋，以求尽量暴露会阴部位。摆放膀胱截石位时，需要用到各种腿架和足托，包括踝扣带、靴形托、膝托等。另外，摆放膀胱截石位的同时往往结合了一定程度的头低位，以求更好地暴露会阴。

膀胱截石位的摆放对于患者呼吸和循环系统的影响包括：腹内压的增加和腹内容物向头端移位，可致胸壁和肺顺应性下降，功能残气量下降，肺活量下降。结合头低位时上述改变更甚，可能由于肺膨胀不全而导致低氧血症。尽管人们通常认为头低脚高位可增加静脉回流、心排出量和左室做功，研究证实膀胱截石位对患者的心排出量几乎没有影响，患者血压升高的原因更有可能是因为全身血管阻力增高的结果。

膀胱截石位手术后患者可发生下肢神经病变，发病率约为1.5%，多为感觉神经的病变，并且均在术后6个月内治愈。研究发现，膀胱截石位摆放超过2h是神经并发症发生的危险因素，另外，神经病变的首发症状在术后4h内即可发生，提示手术期间因素的重要性。另有研究显示，高龄和长时间手术也是发生神经病变的危险因素。腿架对腓浅神经的压迫，闭孔神经和股外侧皮神经的牵张，坐骨神经的伸展等可能是导致术后神经病变发生的原因。

腰背痛是膀胱截石位手术后相对常见的并发症，可能是由于造成了易受影响的患者腰椎前凸减少所致。"健腿"间隔综合征伴横纹肌溶解是膀胱截石位罕见但严重的并发症。长时间手术，极端的体位和腿架对腿的压迫可能是诱发间隔综合征的原因。其发病机制可能与以下因素相关：下肢动脉压降低的同时肌肉间隔内压力增高，导致肌肉低灌注、缺血、水肿，长时间的肌肉低灌注即可导致间隔综合征的发生。下肢动脉压下降可由下肢抬高造成，在低血压的患者中这种改变更为明显。同时，腿架的使用显著增加了小腿肌肉的压力，如用踝托则可无此顾虑。由于周围血管搏动消失已经是间隔综合征的晚期表现，术中管理应密切注意观察患者下肢水肿、低灌注、感觉异常等现象，以期预防和早期干预该并发症。如果未能及时行筋膜切开减压术患者可能发生急性肾衰竭。在长时间手术过程中，使用踝托或填充较好的腿架有助于预防这一并发症的发生。

（二）头低位

头低位（或Trendelenburg卧位）常用于泌尿外科手术中，以增进会阴部的暴露或便于下腹部腔镜检查。

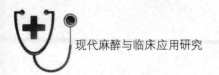

头低位对生理功能的影响包括：首先，内脏向头侧的移位限制了膈肌的运动，造成肺容量的下降，使患者易于发生肺膨胀不全。其次，身体上部的血液由于重力作用流向头端，可使颅内压增加，这在有颅内占位性病变的患者中应尽量避免。尽管这一体位经常被用于低血容量的患者，但实际上其对血流动力学的影响并未完全清楚。

显著头低位的患者常常需要用到托肩带以防止患者向下移位，这一器械的应用可能造成患者臂丛损伤，其可能是引起臂丛神经张力持续增加所致，在上肢外展时尤其应该注意。基于以上考虑，美国麻醉医师协会专家组不建议使用托肩带，而在不得不使用这一器械时，双臂应紧贴身体两侧而不是外展放置，以防臂丛神经受到牵拉。

（三）侧卧位、折腰位和腰桥的使用

为了便于肾的暴露，往往要用到侧卧、折腰体位及升高腰桥。此时，患者侧卧于手术台上，一侧髂嵴正对手术台折点，即腰桥所在位置，调节手术台弯折到30°左右，腰桥升高，抬高下侧髂嵴从而使术侧腰部得到更好的暴露。同时在手术台和上胸壁之间放置一腋窝枕，以防臂丛受压。一般下侧腿取屈膝位，对侧腿自然伸展，从而使患者身体能稳定侧卧在手术台上，也可使用小沙袋来增加体位的稳定性。

这一体位对患者呼吸生理的影响有相关的肺膨胀不全及通气/血流比失调等。其对循环系统的影响包括全身动脉压下降、心排出量下降和肾动脉压力下降。由于在一般的侧卧体位患者中不能观察到上述影响，一般认为这些变化与肾手术的特殊体位相关。其血流动力学变化的具体机制尚不明确，可能与压迫和牵拉引起腔静脉血流量减少有关。另外，在此体位下，患者右心房高于四肢，可引起暂时性回心血流量降低。因此，应注意此体位下患者血流动力学的变化，一旦发现低血压，应积极给予液体治疗或放低腰桥。

另外，有报道肾切除体位下发生过间隔综合征和横纹肌溶解，可能和对臀肌极度挤压有关。

（四）过伸仰卧位

这一体位通常用于耻骨后前列腺切除术以利于盆腔器官的暴露。患者仰卧于手术台上，髂嵴正对手术台折点，然后调节手术台弯折，抬高髂骨使患者身体过

伸，此时患者上半身处于头低位，手术部位仍保持平行于地面。如患者需行胸腹部切口，则应摆成半仰卧位，用一肩枕使手术侧肩部垫高约30°，同侧手臂置于手架上，非手术侧腿处于半屈曲位，对侧腿保持伸展。

过伸仰卧位的患者发生背部和神经损伤的可能性较小，但是和其他头低体位一样，有发生气体栓塞的可能。一旦出现难以解释的血流动力学不稳，即应考虑气体栓塞的可能。

二、泌尿外科常见手术麻醉

（一）膀胱镜检查和经尿道膀胱肿瘤切除

膀胱镜检查和经尿道膀胱肿瘤切除是泌尿外科最常见的手术操作。在中老年患者当中，有血尿或排尿困难等症状时，上述操作是用于诊断和治疗的最常用方法。膀胱镜检还用于其他原因所致尿路梗阻的评估与治疗、输尿管支架的植入及膀胱输尿管结石的取石等，膀胱镜根据用途不同，有硬质和软质之分。

1.并发症

（1）膀胱穿孔

膀胱穿孔是进行膀胱镜检最严重的并发症，多发生在膀胱的腹膜外部分。通常表现为冲洗液回流减少，此时清醒患者会诉恶心、下腹部疼痛。当发生腹膜内膀胱破裂时，清醒患者诉弥散性的腹痛。全身麻醉患者发生膀胱穿孔则可能仅仅出现血流动力学的不稳定。过高的冲洗压力可导致膀胱过度充盈，易于发生膀胱穿孔。闭孔神经反射的产生也易于导致膀胱穿孔。电刀等器械引起的电流刺激闭孔神经，引起大腿内收及外旋，此时就可能导致膀胱镜戳破膀胱，进行闭孔神经阻滞或者全身麻醉是最可靠的预防手段。

（2）自主神经反射亢进

自主神经反射亢进是指第六胸椎以上脊髓损伤的患者出现的一种危及生命的高血压急症。约85%的上述脊髓损伤患者有自主神经反射亢进症状，随着脊髓损伤患者存活率的不断提高，将有更多脊髓损伤并自主神经反射亢进的患者接受麻醉和手术。由于膀胱的扩张是自主神经反射亢进最常见的触发因素，这一综合征在脊髓损伤后接受膀胱镜检查的患者中很常见。另外，外科操作中直肠扩张、阵

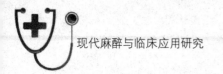

痛和分娩等都可触发自主神经反射亢进综合征。

直肠膀胱及少部分下肢传入神经信号经由脊髓丘脑束和脊髓背侧束上行传入大脑，在$T_5 \sim L_2$水平，由中间神经元投射到交感神经元，肢体血管收缩，内脏痉挛，立毛肌收缩等。正常情况下，上述反射被颈动脉和主动脉压力感受器发出的控制信号及上位神经中枢所抑制，但在高位脊髓损伤的患者，下行抑制性信号无法到达胸段交感神经元，因此下位刺激所致反射得不到调制，导致了无法控制的血管收缩，如未得到合适处理可致灾难性后果。

自主神经反射亢进主要表现为血压剧烈升高，升高50mmHg以上即可作出诊断。其他临床表现包括头痛、胸部紧迫感、损伤平面以下立毛肌收缩（起鸡皮疙瘩）等，在损伤平面以上，由于高血压所致副交感反射导致患者面红、出汗、黏膜充血、结膜红斑。

除非尽早发现，对于自主神经反射亢进目前还没有确定的治疗方法。可能的情况下，使患者成坐位可致体位性血压下降而起到一定作用。降压药物应选用起效快、作用时间短者，钙通道阻滞剂如硝苯地平、尼卡地平、肼屈嗪、硝酸甘油、α和β受体阻断剂及硝普钠等均可用于快速控制血压。

2.麻醉管理

膀胱镜检的麻醉选择可根据患者性别、年龄、手术方式和医疗条件的不同有不同选择。女性患者对于局麻下行诊断性膀胱镜检多有较好的耐受性，而男性患者则需要应用区域阻滞甚至全身麻醉。蛛网膜下隙阻滞是腔内泌尿外科手术非常常用的麻醉方式。由于这一类患者往往年龄偏大同时有复杂基础疾病，通常认为区域阻滞麻醉可使患者血流动力学更稳定，可减少发生心血管系统并发症的可能，与全身麻醉相比更为适宜。但是，没有研究结果显示不同麻醉方法下行膀胱镜检的患者并发症的发病率和死亡率有显著性差异。只在极少数情况下，选用全身麻醉或区域阻滞麻醉的适应证有明显区别。闭孔神经区域内切除术可能需要在全身麻醉下进行。椎管内麻醉对于自主神经反射亢进的高危患者是有益的，可通过阻断传入神经信号抑制由此触发的难以控制的反射性血管收缩。但是，应当考虑到，此类患者本身存在的脊髓损伤和脊柱畸形将会使实施椎管内麻醉十分困难。

多数腔内泌尿外科操作时间较短，且多在门诊施行。因此要求选用的麻醉技术能做到快速实施，起效迅速，苏醒快而平稳，能允许早期离开苏醒室。区域阻滞和全身麻醉是否对患者恢复和出院时间有明显影响现在还不清楚。全身麻醉方案中,喉罩的应用可实现不用肌松药的快速诱导。吸入性麻醉药的选择对于患者的快速苏醒也相当重要。

利多卡因已经在这一类手术的麻醉中应用了很长时间,近来的研究发现利多卡因和术后神经症状有一定关联,导致其在这一类手术的麻醉中应用减少。短暂性神经综合征(transient neurologic symptoms,TNS)是一系列出现在腰麻后的以下肢疼痛、感觉迟钝等为主要特征的症状,多在72h内缓解。尽管这一并发症是暂时的而且肌电图显示其与神经功能异常并不相关。在少部分患者中可引起显著的不适和部分功能损害。用5%利多卡因做腰麻后开始观察TNS的发生率,发现应用利多卡因浓度是5%和1%时这种并发症的发生率相似。为了在泌尿外科手术脊髓麻醉达到快速麻醉效果而不用利多卡因,人们已经研究了不同种类及剂量的麻醉药物。应用5mg布比卡因复合25μg芬太尼与单独应用10mg布比卡因相比,可达相同的阻滞平面(高于T)和相似的麻醉效果并有较短的运动阻滞残留。

(二)经尿道前列腺切除术

1.术前评估

良性前列腺增生(benign prostatic hyperplasia,BPH)是男性患者最常见的良性肿瘤,其发生率与年龄相关,在80岁以上的老年男性患者中达到了90%。前列腺增生主要发生在最接近尿道的前列腺移行带,组织学特征为结节状增生的细胞结构。前列腺增生患者症状的程度与腺体大小、尿道梗阻程度和α-肾上腺素能受体张力有关。前列腺增生症状不仅显著影响患者生活质量,而且使患者易于反复尿路感染,形成膀胱憩室和肾盂积水,甚至导致不可逆的肾脏损害。

症状轻微的患者无须处理,可以自愈,而症状显著的患者则应用选择性或非选择性α-受体阻滞剂或者5α-还原酶阻滞剂等药物予以治疗。对于改善轻微泌尿道症状,这两类药物均有较好效果,两者合用时可以缩短病程,减少手术治疗。对药物治疗不敏感患者应选择手术治疗。

开腹前列腺切除术增加尿路流量效果最好,但并发症发生率也最高,只有5%的前列腺增生患者接受这种手术。目前,经尿道前列腺切除术(TURP)被认为是前列腺切除术的金标准,然而也有一定的并发症发生,包括5%~10%的患者可出现性功能障碍。已有多种微创疗法应用于前列腺增生的治疗，包括经尿道电针消融术、经尿道微波疗法和激光疗法等，这些技术应用高能量加热前列腺引起组织凋亡。微创疗法对接受TURP有很大风险的老年患者和有性生活需要的年轻患者非常有利。微创疗法可以减轻患者症状、提高生活质量，而不需要全身和椎管内麻醉或者住院。然而与TURP相比，这些技术引起术后尿路再梗阻和再次手术的风险较大，因此目前还不能完全替代TURP。

2.麻醉管理

对于TURP手术的患者，没有资料显示应该采取某种特定的麻醉方法，与全身麻醉相较而言，椎管内麻醉的应用更加普遍。目前，还没有报道显示麻醉技术与TURP的死亡率具有相关性。尽管行TURP手术的患者，ECG改变显示心肌缺血的发生率较高，然而研究显示，不管是区域麻醉还是全身麻醉，对于并发症的发生率并没有影响。不同的麻醉方法可能会影响患者的满意度、术后疼痛及舒适度、出院时间等，然而，目前尚没有数据证明不同的麻醉方法会对上述结果产生影响，反而有研究显示，区域或全身麻醉的选择对患者在复苏室内停留时间以及镇痛的满意度并没有影响。不管是在区域麻醉还是在全身麻醉下行TURP术都是安全的，而一些区域麻醉理论上的优点使得其成为TURP术中常用的麻醉方法。此时，可根据患者神经系统症状，对TURP综合征进行及时诊断，根据患者腹部或者肩部疼痛的表现及时发现膀胱穿孔等。及早发现上述并发症能够使我们进行早期干预和治疗，理论上患者能获得较好的预后。另外，与全身麻醉相比，区域麻醉的失血量可能较少，这是由于自主呼吸产生的静脉压比机械通气要低，如果在全身麻醉中允许患者自主呼吸，也有同样效果。

全身麻醉可降低机体免疫力，诱发院内感染，对于肿瘤患者而言，这将导致肿瘤复发。已经有研究提示，脊髓麻醉可能对于免疫反应的抑制作用较小，但这些影响的临床意义尚不确定。区域麻醉能够减少前列腺切除术后深静脉血栓（DVT）的发生率，但并没有证据表明TURP采取区域麻醉在术后能产生同样的效果。

全身麻醉时，使用喉罩能够帮助我们避免肌松以及完成相对快速诱导。尽管通常行TURP的患者年龄较大或者存在明显的并存病，由于短效全身麻醉药物的应用，大部分患者在全麻后只需要较短时间即可恢复。

TRUP术后患者经常出现由于逼尿肌痉挛产生的疼痛，因此，延长术后镇痛十分必要。对于TURP术后患者，吗啡连同局麻药蛛网膜下隙注射能够有效地产生术后镇痛，相对于其他的外科手术而言，TURP术后只需要相对较小剂量的吗啡就能获得有效的镇痛效果。为了避免蛛网膜下隙注射吗啡产生的不良反应（例如呼吸抑制），其他替代性的药物也可应用。硬膜外注射曲马多也可用于术后镇痛。然而与蛛网膜下隙单纯注射布比卡因相较而言，蛛网膜下隙联合注射布比卡因与曲马多并没有提供更好的镇痛效果。

第四节　普外科手术麻醉

一、胃肠道手术麻醉

（一）麻醉前准备

①胃肠道疾病，特别是恶性肿瘤患者，术前多有营养不良、贫血、低蛋白血症、浮肿、电解质异常和肾功能损害。麻醉前应尽力予以调整，以提高患者对手术、麻醉的耐受性，减少术后并发症。

②消化道溃疡和肿瘤出血患者多伴有贫血和低蛋白血症，若为择期手术，必要时应予少量多次输血或补充白蛋白。

③消化道疾病发生呕吐、腹泻或肠内容物潴留，最易发生水、电解质及酸碱平衡紊乱，出现脱水、血液浓缩、低钾血症，上消化道疾病易出现低氯血症及代谢性碱中毒，下消化道疾病可并发低钾血症及代谢性酸中毒等。长期呕吐伴有手足抽搐者，术前术中应适当补充钙和镁。

④为避免麻醉中呕吐、误吸及有利于术后肠功能恢复，胃肠道手术宜常规行胃肠减压。

⑤麻醉前用药需根据麻醉方式和病情而定。对饱胃及可能呕吐者，应避免用药量过大，以保持患者的意识和反射。

（二）麻醉处理

1.胃十二指肠手术

硬膜外阻滞可经胸$_{8\sim9}$或胸$_{9\sim10}$间隙穿刺，向头侧置管，阻滞平面以胸$_4\sim$腰$_1$为

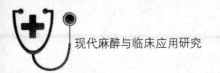

宜。为清除内脏牵拉反应，进腹前可适量给予镇痛镇静药。上腹部手术的阻滞平面不宜超过胸$_3$，否则胸式呼吸将被抑制，膈肌代偿性活动增强，可影响手术操作。此时，如再使用较大量镇痛镇静药，可显著影响呼吸功能而发生缺氧和二氧化碳蓄积，甚至发生意外。因此，麻醉中除应严格控制阻滞平面外，应加强呼吸监测和管理。当前腹部手术最为常用的麻醉方法为全麻，宜选择麻醉诱导快、肌松良好、清醒快的麻醉药物。肌松药的选择及用药时间应合理掌握，需保证进腹探查、深部操作、冲洗腹腔及缝合腹膜时有足够的肌肉松弛，注意药物间的相互协同作用，加强呼吸、循环、尿量、体液等变化和维护水、电解质、酸碱平衡的管理。

2.结肠手术

右半结肠切除术选用连续硬膜外阻滞时，可选胸$_{11}$~$_{12}$间隙穿刺，向头侧置管，阻滞平面控制在胸$_6$~腰$_2$。左半结肠切除术可选胸$_{12}$~腰$_1$间隙穿刺，向头侧置管，阻滞平面需达胸$_6$~骶$_4$。进腹探查前宜先给予适量辅助药，以控制内脏牵拉反应。选择全麻使用肌松药时，应注意其与抗生素和其他麻醉等药物的协同不良反应，如呼吸延迟恢复等。结肠手术前常需多次清洁洗肠，故应注意血容量和血钾的变化。严重低钾血症可导致心律失常，术前数小时应复查血钾，并密切监测心电图的变化。

3.直肠癌根治术的麻醉

手术需取截石位，经腹会阴联合切口，选用连续硬膜外阻滞时宜用双管法。一点取胸$_{12}$~腰$_1$间隙穿刺，向头置管；另一点经腰间隙穿刺，向尾置管。先经低位管给药以阻滞骶神经，再经高位管给药，使阻滞平面达胸$_6$~骶$_4$，麻醉中适量应用辅助药即可满足手术要求。麻醉中应注意体位改变对呼吸、循环的影响，游离乙状结肠时多需采用头低位，以利于显露盆腔，此时应注意呼吸通气情况，并常规吸氧。术中出血可能较多，要随时计算出血量，并给予及时补偿。随着腹腔镜手术的快速发展及患者对诊疗要求的提高，大多胃肠道手术已采用全身麻醉，并在手术过程中采取动、静脉穿刺，实时监测血压、中心静脉压及血气、血红蛋白，指导麻醉药物应用、呼吸参数调节及补液输血量。

（三）麻醉后注意事项

①腹部手术结束，须待患者各项生命体征稳定后方可送回术后恢复室或病房。麻醉医师须亲自检查呼吸、血压、脉搏、四肢末梢温度颜色及苏醒程度，向主管手术医师和值班护士交代清楚后，方可离开患者。

②患者尚未完全清醒或循环、呼吸功能尚未稳定时，应加强对呼吸、血压、中心静脉压、脉搏、尿量、体温、意识、皮肤颜色温度等监测，并给予相应处理。术后应常规给予氧疗，以预防术后低氧血症。

③麻醉手术后应立即进行血常规、血细胞比容、电解质、血气分析等检查，并依检查结果给予相应处理。

④持续静脉补液，手术当天的输液量，成人为3500～4000mL，如术中有额外出血和体液丢失，应根据出量予以补充调整。

⑤术后可能发生出血、呕吐、呃逆、尿潴留和肺部并发症，须予以重视和防治。

二、肝胆手术麻醉

（一）麻醉前准备

①重点应检查心、肺、肝、肾功能。对并存疾病特别是高血压病、冠心病、肺部感染、肝功能损害、糖尿病等应给予全面的内科治疗。

②胆囊、胆道疾病多伴有感染，胆道梗阻多有阻塞性黄疸及肝功能损害，麻醉前都要给予消炎、利胆和保肝治疗。阻塞性黄疸可导致胆盐、胆固醇代谢异常、维生素K吸收障碍，致使维生素K参与合成的凝血因子减少，发生凝血异常，凝血酶原时间延长。麻醉前应给予维生素K治疗，使凝血酶原时间恢复正常。胆道疾患术前慎用吗啡类镇痛药。

③血清胆红素升高者，在腹部外科多为阻塞性黄疸，术前应加强保肝治疗，术中术后应加强肝肾功能维护，预防肝肾综合征的发生。

④阻塞性黄疸的患者，自主神经功能失调，表现为迷走神经张力增高，心动过缓。麻醉手术时更易发生心律失常和低血压。

⑤胆囊、胆道疾病患者常有水、电解质、酸碱平衡紊乱，营养不良、贫血、低蛋白血症等继发性病理生理改变，麻醉前均应做全面纠正。

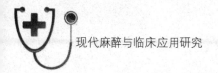

（二）麻醉选择及处理

胆囊、胆道手术，可选择全身麻醉、硬膜外阻滞或全麻加硬膜外阻滞下进行。硬膜外阻滞可经胸$_{8-9}$或胸$_{9-10}$间隙穿刺，向头侧置管，阻滞平面控制在胸$_{4-12}$。胆囊、胆道部位迷走神经分布密集，且有膈神经分支参与，在游离胆囊床、胆囊颈和探查胆总管时，可发生胆-心反射。患者不仅出现牵拉痛，而且可引起反射性冠状动脉痉挛、心肌缺血导致心律失常，血压下降。应采取预防措施，如局部神经封闭、应用哌替啶及阿托品或氟芬合剂等。吗啡、芬太尼可引起胆总管括约肌和十二指肠乳头部痉挛，而促使胆道内压上升达2.94kPa（300mmH$_2$O）或更高，持续15~30min，且不能被阿托品解除，故麻醉前应禁用。阿托品可使胆囊、胆总管括约肌松弛，麻醉前可使用。胆道手术可促使纤维蛋白溶酶活性增强，纤维蛋白溶解而发生异常出血。术中应观察出凝血变化，遇有异常渗血，应及时检查纤维蛋白原、血小板，并给予抗纤溶药物或纤维蛋白原处理。

阻塞性黄疸常伴肝损害，应禁用对肝肾有损害的药物，如氟烷、甲氧氟烷、大剂量吗啡等，三个月内曾用过氟烷麻醉者，也应禁用氟烷。恩氟烷、异氟烷和七氟烷亦有一过性肝损害的报道。麻醉手术中因凝血因子合成障碍，毛细血管脆性增加，也促使术中渗血增多。但临床观察并未发现不同麻醉方法对肝功能及凝血因子有不同的影响。

胆道外科患者，病情与体质差异极大，肥胖体型者逐年增多，麻醉选择与处理的难度也各异。肝脏手术出血凶猛，应做好动静脉穿刺，实时监测，指导药物应用和补液输血。

（三）麻醉后注意事项

①术后应密切监测血压、脉搏、呼吸、尿量、尿比重，持续鼻导管吸氧，直至病情稳定。按时检查血红蛋白、血细胞比容及电解质、动脉血气分析，根据检查结果给予调整治疗。

②术后继续保肝、保肾治疗，预防肝肾综合征。

③对老年人、肥胖患者及并存气管、肺部疾病者，应防治肺部并发症。

④胆总管引流的患者，应计算每日胆汁引流量，注意水、电解质补充及酸碱平衡。

⑤危重患者和感染中毒性休克未脱离危险期者，麻醉后应送术后恢复室或ICU进行严密监护治疗，直至脱离危险期。

三、脾脏手术麻醉

（一）麻醉前准备

①脾脏是人体血液储存和调节器官，有清除和调节血细胞及产生自身免疫抗体的功能。原发性或继发性脾功能亢进患者，多有脾肿大，红细胞、白细胞、血小板减少和骨髓造血细胞增生。麻醉医师应在麻醉前全面了解病史及各种检查结果。评估围手术期风险，做好相应准备。

②严重贫血，尤其是溶血性贫血者，应输新鲜血。有肝损害、低蛋白血症者，应给予保肝及多种氨基酸治疗。有血小板减少、出凝血时间及凝血酶原时间延长者，应少量多次输新鲜血或浓缩血小板，并辅以维生素 K 治疗。择期手术患者应待贫血基本纠正、肝功能改善、出血时间及凝血酶原时间恢复正常后再行手术。

③原发性脾功能亢进者除有严重出血倾向外，大都已长期服用肾上腺皮质激素和ACTH。麻醉前除应继续服用外，尚需检查肾上腺皮质功能代偿情况。

④有粒细胞缺乏症者常有反复感染史，术前应积极防治。

⑤外伤性脾破裂除应积极治疗失血性休克外，应注意有无肋骨骨折、胸部挫伤、左肾破裂及颅脑损伤等并存的损伤，以防因漏诊而发生意外。

（二）麻醉选择与处理

①无明显出血倾向及出凝血时间、凝血酶原时间已恢复正常者，可选用连续硬膜外阻滞。麻醉操作应轻柔，避免硬膜外间隙出血。凡有明显出血者，应弃用硬膜外阻滞。选择全麻时需考虑有无肝损害，可用静脉复合或吸入麻醉。气管插管操作要轻巧，防止因咽喉及气管黏膜损伤而导致血肿或出血。

②麻醉手术处理的难度主要取决于脾周围粘连的严重程度。游离脾脏、搬脾、结扎脾蒂等操作，手术刺激较大，有发生意外大出血的可能，麻醉医师应提前防治内脏牵拉反应并做好大量输血准备。巨大脾脏内储血较多，有时可达全身血容量的20%，故手术中禁忌脾内注射肾上腺素，以免发生回心血量骤增而导致心力衰竭。

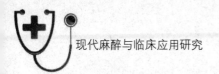

③麻醉处理中要密切注意出血、渗血情况，维持有效循环血量。渗血较多时，应依情使用止血药和成分输血。

④麻醉前曾服用激素的患者，围手术期应继续给予维持量，以防肾上腺皮质功能急性代偿不全。

（三）麻醉后注意事项

①麻醉后当天应严密监测血压、脉搏、呼吸和血红蛋白、血细胞比容的变化，严防内出血和大量渗血，注意观察膈下引流管出血量、继续补充血容量。

②加强抗感染治疗。已服用激素者，应继续给予维持量。

第七章　麻醉护理

第一节　麻醉患者护理

一、局部麻醉患者的护理

局部麻醉简称局麻，又称为部位麻醉，是指在患者神志清醒状态下，将局麻药应用于身体局部，使机体某一部分的感觉神经传导功能暂时被阻断，运动神经传导保持完好或同时有程度不等的被阻滞状态。这种阻滞应完全可逆，不产生任何组织损害。广义的局部麻醉还包括椎管内麻醉，但由于后者有其特殊性，故习惯于将其作为单独的麻醉方法。局部麻醉的优点在于简便易行、安全、患者清醒、并发症少和对患者生理功能影响较小。常用的局部麻醉方法有表面麻醉、局部浸润麻醉、区域阻滞麻醉、神经干及神经丛阻滞麻醉。

（一）常用局部麻醉方法

1.表面麻醉

将穿透力强的局麻药与局部黏膜表面接触，穿透黏膜作用于黏膜下神经末梢而产生局部麻醉作用的方法，称为表面麻醉。眼、鼻、咽喉和尿道等处的浅表手术或内镜检查时常用此法。根据作用部位的不同，表面麻醉有多种给药方法，如眼部用滴入法，鼻腔用涂敷法，咽喉、气管用喷雾法，尿道用灌入法。临床上最常用的表面麻醉药有0.5%～1%丁卡因和2%～4%利多卡因。

2.局部浸润麻醉

将局麻药注射于手术区的组织内，阻滞神经末梢而达到麻醉作用的方法，称为局部浸润麻醉。局部浸润麻醉主要用于体表短小手术、有创伤性的检查及治疗术。浸润麻醉的优点是麻醉效果好，对机体的正常功能无影响。缺点是用量较大，麻醉区域较小，在做较大的手术时，因所需药量较大而易产生全身毒性反应。根据需要可在药液中加用肾上腺素（2.5μg/mL），可减缓局麻药的吸收，延长作用时间。

所用药物应根据手术时间选用：①短时效药选0.5%～1%普鲁卡因，是最常用的局麻药；②中等时效药选0.25%～0.5%利多卡因；③长时效药选0.2%～0.25%丁哌卡因。

3.区域阻滞麻醉

围绕手术四周和底部注射局麻药，以阻滞进入手术区的神经干和神经纤维的传导，使该手术区产生麻醉作用的方法，称为区域阻滞麻醉。囊肿切除、局部肿物切除术、腹股沟疝修补术等短小手术麻醉常用此法。其优点在于避免穿刺病理组织，手术区局部解剖清楚。用药同局部浸润麻醉。

4.神经干及神经丛阻滞麻醉

将局麻药注射至神经干、神经丛或神经节的周围，暂时阻断神经的传导功能，使受该神经支配的区域产生麻醉作用的方法，称为神经干（丛）阻滞麻醉。常见的有颈丛、臂丛、肋间、指（趾）神经阻滞等。

（二）护理评估

1.健康史

①了解目前患者的病情、意识状态、有无高血压、心脏病等治疗情况和局麻部位的皮肤情况。

②了解患者的心理状态、合作程度、对局麻药知识的认知程度。

③了解患者既往麻醉和手术史、既往是否使用过局麻药、有无不良反应、过敏反应及反应的程度。

2.身体状况

（1）毒性反应

局麻药吸收入血液后，当血药浓度超过一定阈值时，就会发生局麻药的全身毒性反应，严重者可致死。其程度和血药浓度有直接关系。引起毒性反应的常见原因有以下几点：①一次用量超过患者的耐量。②误注入血管内。③注药部位血供丰富，未酌情减量，或局麻药药液内未加肾上腺素。④患者体质差对局麻药耐受力低或有严重肝功能受损。⑤药物间相互影响使毒性增高，如普鲁卡因和琥珀胆碱都由血内同一种酶分解，两者同时使用，普鲁卡因的分解减少容易中毒。用小量局麻药即出现毒性反应症状者，称为高敏反应。局麻药毒性反应的发生有较大的个体差异，轻者只感觉到有些不适，如头晕、耳鸣、舌头麻木等，一般不需要特别处理；严重者可发生抽搐、惊厥甚至呼吸心跳停止而致死。

（2）过敏反应

临床上酯类局麻药过敏者较多，酰胺类极罕见。表现为在使用少量局麻药后，出现荨麻疹、咽喉水肿、支气管痉挛、低血压和血管神经性水肿，严重时可危及患者生命。

（三）常见护理诊断/问题

心排出量减少：与局麻药中毒或过敏反应等因素有关。

低效性呼吸型态：与局麻药中毒或过敏反应等因素有关。

焦虑：与担心麻醉及手术安全性等有关。

潜在并发症：局麻药毒性反应及过敏反应。

（四）护理目标

①患者焦虑或恐惧、疼痛缓解。

②患者过敏反应、毒性反应发生的危险性减少。

③患者生命体征平稳，无休克、呼吸困难等情况的发生。

（五）护理措施

1.局麻前护理

饮食：小手术不必禁饮食；估计手术范围较大者，按常规禁食禁饮。

术前用药：常规应用苯巴妥钠；中等以上手术需加用哌替啶；门诊手术患者不宜用哌替啶，以免引起头晕或回家途中发生意外。

过敏试验：使用普鲁卡因、丁卡因前，需做皮肤过敏试验。皮试阴性者才能使用；阳性或有过敏史者，宜改为利多卡因或其他麻醉方法。

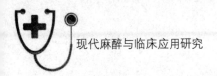

2.急救处理和预防

（1）反应处理

局麻药毒性反应的处理应该快速、连续、有效。处理原则是：①一旦发现中毒反应，应立即停止用药；②面罩给氧，保持呼吸道通畅，必要时行气管内插管和人工呼吸；③轻度兴奋者，可静脉注射地西泮0.1～0.2mg/kg；④惊厥发生时应静脉注射2.5%硫喷妥钠1～2mg/kg，若惊厥仍未控制，在可控制呼吸的条件下，用短效肌肉松弛药琥珀胆碱1mg/kg静脉滴注；⑤出现循环抑制时，应快速有效地补充血容量，同时根据具体情况酌情使用血管活性药物以维持血流动力学的稳定；发生心跳呼吸骤停者，应立即进行心肺复苏；⑦若发生过敏反应应首先停止用药，急救用肾上腺素0.2～0.3mg静脉滴注，保持呼吸道通畅并进行吸氧治疗，维持循环稳定主要靠适当补充血容量，紧急时可适当选用血管加压药如麻黄碱或间羟胺升血压，用氨茶碱或异丙肾上腺素解除支气管痉挛，同时应用糖皮质激素如地塞米松10mg和抗组胺药如苯海拉明20～40mg肌内注射。

（2）预防

①麻醉用药前，询问过敏史、做皮肤过敏试验。

②施行局部麻醉时，在每次注药前应习惯性地回抽注射器以避免药物注入血管。

③严格限量，杜绝逾量使用：普鲁卡因成人一次限量为不多于1g，利多卡因不超过0.4g，丁卡因不超过0.1g，年老和体弱患者应酌减用药剂量。

④麻醉前用药可选用巴比妥类、地西泮、抗组胺类药物，可预防或减轻局麻药毒性反应的发生。

⑤积极纠正患者术前异常的病理生理状态，提高机体对局麻药的耐受能力，可加入微量肾上腺素以减慢吸收，但如果有高血压、甲状腺功能亢进症等，不可加肾上腺素。若需使用混合局麻药，最好是长效与短效合用，这样可以减少局麻药毒性反应的发生。

3.局麻后护理

局麻药对机体影响小，一般无须特殊护理。门诊手术患者，如果术中用药多、手术过程长应于术后休息片刻，观察无异常反应方可离院，同时告知患者若有不适，即刻就诊。

（六）护理评价

①患者焦虑或恐惧、疼痛是否缓解。

②患者过敏反应、毒性反应发生的危险性是否减少。

③患者是否生命体征平稳，是否无休克、呼吸困难的发生。

二、全身麻醉患者的护理

（一）全身麻醉分类

1.吸入麻醉方法

吸入麻醉是指挥发性麻醉药或麻醉气体由麻醉机经呼吸系统吸收入血，抑制中枢神经系统而产生全身麻醉的方法。吸入麻醉的实施包括麻醉前处理、麻醉诱导、麻醉维持、麻醉苏醒及恢复。

（1）麻醉诱导

麻醉诱导是指患者接受全麻药后，由清醒状态到神志消失，并进入全麻状态后进行气管内插管的这一阶段，也是麻醉过程中的危险阶段。诱导前应准备好麻醉机、气管插管用具及吸引器等，开放静脉和胃肠减压管，测定血压和心率的基础值，有条件者应监测心电图和血氧饱和度（SpO_2）。全麻吸入诱导方法有开放点滴法、麻醉机面罩吸入诱导法。

（2）麻醉维持

麻醉诱导完成后即进入麻醉的维持阶段。此期间应满足手术要求，维持患者无痛、无意识，肌肉松弛及器官功能正常，应激反应得到抑制，水、电解质及酸碱保持平衡，血液丢失可得到及时补充。目前，低流量吸入麻醉是维持麻醉的主要方法。术中应根据手术特点、术前用药情况以及患者对麻醉和手术刺激的反应来调节麻醉深度。在不改变患者的每分钟通气量的情况下，改变麻醉深度主要是通过调节挥发罐开启浓度和增加新鲜气流量来实现。

（3）苏醒及恢复

吸入麻醉患者的苏醒过程与诱导过程相反，可以看作吸入麻醉药的洗出过程。在手术结束时应比高流量麻醉更早关闭挥发罐。整个手术操作结束后，用高流量纯氧来快速冲洗患者及回路里的残余麻醉药。吸入麻醉药洗出越干净越有利

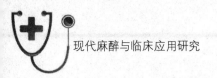

于苏醒过程的平稳和患者的恢复，过多的残余不仅可能导致患者烦躁、呕吐，甚至抑制清醒状况和呼吸。在洗出吸入性麻醉药时，静脉可给予一定的止痛药来增加患者对气管导管的耐受，以有利于吸入药的尽早排出，同时还可减轻拔管时的应激反应。

2.静脉麻醉方法

静脉麻醉指静脉全身麻醉，是将一种或几种药物经静脉注入，通过血液循环作用于中枢神经系统而产生全身麻醉的方法。静脉全麻的实施包括麻醉前处理、麻醉诱导、麻醉维持、麻醉恢复。

（1）麻醉诱导

静脉麻醉诱导更为舒适，适合多数常规麻醉情况（包括吸入性全身麻醉），特别适合需要快速诱导的患者。根据给药方式的不同，静脉麻醉可分为单次注入、分次注入、连续注入和靶控输注（TCD）。药物的选择和剂量应根据患者的具体情况调整，如体重、年龄、循环状况、术前用药等。对于老年患者或循环时间较慢的患者（如休克、低血容量及心血管疾病等）用药量应减少，且注射应减慢速度，同时密切监测心血管系统的变化。

（2）麻醉维持

麻醉维持时应强调联合用药。完善的麻醉在确保患者生命体征稳定的前提下，至少应该做到意识消失、镇痛完全、肌肉松弛以及自主神经反射的抑制。为了实现这四个目的，这就需要麻醉药的联合使用。药物主要涉及三大类：静脉全麻药、麻醉性镇痛药、骨骼肌松弛药。

（3）麻醉恢复

静脉麻醉后，患者苏醒时间与中央室（血浆）麻醉药的浓度密切相关。对于单次注入的药物，其血药浓度的降低主要取决于药物的分布半衰期和清除半衰期。对于较长时间持续输注麻醉药物，其血药浓度下降的快慢则不仅取决于分布半衰期和清除半衰期，还与其外周室是否迟钝有关。

3.复合麻醉

复合麻醉又称为平衡麻醉，是将两种或两种以上的全麻药物或（和）方法复合应用以达到最佳麻醉效果的麻醉方法。它包括静脉复合麻醉、静吸复合麻醉。

4.基础麻醉

基础麻醉是麻醉前使患者处于类似睡眠状态的麻醉方法，适用于各种短暂的体表手术及操作，尤适合于小儿麻醉。

（二）护理评估

健康史：了解患者既往麻醉和手术史、药物过敏史、用药史等。

心理状态：观察患者精神紧张、焦虑和恐惧的程度。

麻醉前准备情况：了解患者是否按照要求禁饮食、身体状况（包括各种化验和辅助检查等结果）如何。是否接受麻醉前用药、麻醉方式、麻醉药物种类和用量。

生命体征：如测量体温、脉搏、呼吸、血压等。

（三）常见护理诊断/问题

有窒息危险：与舌后坠、呼吸道分泌物过多、痰液黏稠等因素有关。

低效性呼吸形态：与喉头水肿、呼吸道阻塞或麻醉过浅过深等因素有关。

疼痛：与手术创伤和麻醉药消退等因素有关。

体温异常：与手术中内脏暴露过久、大量输液输血、感染和中枢性体温调节失常等因素有关。

有受伤的危险：与全麻苏醒期躁动等因素有关。

潜在并发症：心律失常、心力衰竭、栓塞、呼吸道感染、坠积性肺炎、呼吸衰竭、电解质紊乱等。

（四）护理目标

①保持呼吸道通畅，防止呼吸困难、窒息发生。

②患者能摄入充足的液体，体液恢复平衡。

③患者主诉疼痛减轻，舒适感增强。

④患者体温维持正常。

⑤避免患者意外损伤的发生。

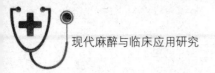

（五）护理措施

1.一般护理

（1）体位与防止意外伤害

除特殊医嘱外，患者平卧，头偏向一侧，保持气道通畅；固定各种管道，保持输液及各种引流通畅；监测并记录用药量；麻醉苏醒过程中常有躁动现象，要保护患者安全，严防坠床、外伤等情况发生。

（2）病情观察

全麻苏醒前，患者应有专人护理。麻醉恢复期应常规监测心电图、血压、脉搏和呼吸频率，并每5～15min记录一次，直到稳定为止。为防止发生术后低氧血症，应持续监测SpO_2，直到患者完全恢复。

2.常见并发症的观察与护理

（1）呼吸系统的并发症

呕吐、反流和窒息：为最常见的并发症，是目前全麻患者死亡的重要原因之一。呕吐及反流常发生于饱食后、腹内压增高（如肠梗阻、产妇）、创伤、失血、休克、高颅内压及昏迷患者。临床表现包括急性呼吸道梗阻、吸入性肺不张、吸入性肺炎等。为预防呕吐和反流引起误吸意外，全麻前应严禁饮食，使用镇静、镇吐或抗胃酸类药，必要时做胃肠减压。全麻下如发生反流和误吸时，应立即取头低位，使声门高于食管入口，头偏向一侧，便于及时清除呼吸道分泌物。如因误吸酸性胃液，尤其是出现胃酸误吸综合征时，除气管内吸引外，应使用地塞米松、氨茶碱、抗生素等药物治疗，为稀释并中和胃酸可用生理盐水10mL进行气管内冲洗和清吸，同时进行人工呼吸。

上呼吸道梗阻：常见原因为机械性梗阻，如舌后坠、口腔内分泌物及异物阻塞、喉头水肿多发生于婴幼儿及气管内插管困难者，也可因手术牵拉或刺激喉头引起。患者表现为呼吸困难并有鼾声，完全梗阻者有鼻翼扇动和三凹征，虽有强烈的呼吸动作而无气体交换。舌后坠时可将头后仰、托起下颌、置入口咽或鼻咽通气道，同时清除咽喉部的分泌物及异物，即可解除梗阻。喉头水肿轻者可静脉滴注皮质激素或雾化吸入肾上腺素。严重者应行紧急气管内插管或气管切开。

下呼吸道梗阻：常见机械性梗阻的原因为气管导管扭折、导管斜面过长而紧贴在气管壁上、分泌物或呕吐物误吸入后堵塞气管及支气管。梗阻严重者可表现为呼吸困难、潮气量降低、气道阻力高、缺氧发绀、心率加快和血压降低，如果处理不及时可危及患者的生命。麻醉前应仔细挑选气管导管，术中应经常检查导管的位置，避免因体位改变而引起导管扭折。如果发生下呼吸道梗阻，应及时用吸引器将气道内分泌物吸出，应减浅麻醉以恢复患者咳嗽反射，或结合体位引流以排除痰液，同时要吸氧，坚持有效的人工通气以维持较好的氧合。

低氧血症：吸空气时，$SpO_2 < 90\%$，$PaO_2 < 60mmHg$ 或吸纯氧时 $PaO_2 < 90mmHg$ 即可诊断为低氧血症。临床表现为呼吸急促、发绀、躁动不安、心动过速、心律失常、血压升高等。常见原因有：①麻醉机的故障、氧气供应不足可引起吸入氧浓度过低；②弥散性缺氧；③肺不张；④肺误吸入；⑤肺水肿。治疗包括纤维支气管镜吸痰，强心、利尿、扩血管、吸氧及机械通气治疗。

呼吸抑制或停止：由使用大量或快速静脉注射对呼吸有抑制作用的麻醉药或肌松药、全麻过深、体位不当、体温下降等所引起。疾病和手术亦有影响。呼吸暂停一旦发生，治疗应针对病因，同时给氧吸入并维持有效的人工通气，必要时行气管插管辅助呼吸。

（2）循环系统的并发症

高血压：是全身麻醉中最常见的并发症，指血压升高超过麻醉前的20%或血压达160/95mmHg。除原发性高血压者外，多与麻醉过浅或镇痛不全、麻醉操作、缺氧和二氧化碳蓄积等因素有关，也可由颅内手术牵拉或刺激颅神经、寒冷、尿潴留、术后伤口疼痛、升压药使用不当引起。术中严密监测麻醉全过程血压的变化，有高血压病史者，在全麻诱导前可静脉滴注芬太尼$3 \sim 5 \mu g/kg$，可减轻气管插管时的心血管反应。术中出现高血压可根据手术刺激的程度调节麻醉深度。对于顽固性高血压者，可用降压药和其他心血管药物以维持循环稳定。

低血压：是指血压降低幅度超过麻醉前20%或收缩压降低达80mmHg。麻醉中引起低血压的原因，包括麻醉药引起的血管扩张、术中脏器牵拉所致的迷走反射、大血管破裂引起的大失血，以及术中长时间容量补充不足造成严重缺氧和酸血症等。严重低血压可导致循环功能衰竭而致死。术中严密监测患者血压、尿量、心电图、血气分析的变化，治疗应针对病因，如控制麻醉药用量或麻醉深度，补充血容量，纠正缺氧、水和电解质紊乱及酸碱平衡失调，手术操作中应避免对心脏或大血管的压迫，必要时使用升压药。

心律失常：麻醉中引起心律失常的常见原因，包括二氧化碳蓄积和缺氧；某些药物（如氟烷）作用；手术操作刺激；神经反射；电解质紊乱；低温等。术中严密监测麻醉全过程心律的变化，去除诱因，术前纠正电解质紊乱，特别是严重低钾者；麻醉中避免缺氧、过度通气或通气不足。如果发生完全性房室传导阻滞，用阿托品、异丙肾上腺素或安装起搏器治疗。如果为频发性期前收缩和室性心动过速，用利多卡因或电击转复治疗。

心脏骤停：是麻醉和手术中最严重的并发症，一般都有明显的原因，如病情危重、低血容量、冠心病、严重缺氧和高碳酸血症、电解质或酸碱平衡紊乱、低温、麻醉药逾量或中毒、神经反射、手术刺激等。应针对各种原因积极预防，一旦发生心脏骤停，应立即行心肺脑复苏。

（3）中枢神经系统的并发症

术中知晓：是指患者在术后能回忆起术中所发生的事，并能告知有无疼痛情况。这是一种不愉快的经历，可给患者带来不同程度的精神损伤，也给术后护理增加了一定困难，并对患者生命安全构成威胁。苏醒延迟：是指停止麻醉后90min呼唤患者仍不能睁眼和握手，对痛觉刺激亦无明显反应，其原因有麻醉药的影响，低或高二氧化碳血症，电解质紊乱（如低钾等），术中发生严重并发症（如大量出血、严重心律失常、长期低血压等），术前有脑血管疾病患者（如脑栓塞、脑出血等）。术中麻醉不宜过浅，脑电双频谱分析和脑干听觉诱发电位监测有助于预防术中知晓的发生。对于术后苏醒延迟的患者，应常规监测ECG、SpO_2、$PerCO_2$、血气、血电解质及肌松情况，以帮助确定苏醒延迟的原因。

高热、抽搐和惊厥：可能与全身麻醉药引起中枢性体温调节失调有关，或与脑组织细胞代谢紊乱、患者体质有关。常见于小儿麻醉，系婴幼儿体温调节中枢未发育健全，全麻药物不良作用引起中枢性体温失调，出现高热甚至惊厥。如果高热不及时处理，可致呼吸、循环功能衰竭而死亡。一旦发现体温升高，应立即用冰袋等物理降温措施降温，尤其是头部降温，以防脑水肿。手术室温度应保持在22℃~25℃，相对湿度保持在40%~50%，所输的液体经过加温处理，尤其是儿童。老年患者尽量进行体温监测。

3.全麻诱导期的护理

①静脉通道的建立，输液途径一般采用桡静脉、大隐静脉、肘正中静脉等部

位套管针留置，对较大的手术采用颈内静脉等深静脉穿刺。建立静脉通道和保持静脉通道的通畅是麻醉和手术中给药、补液、输血及患者出现危症时极为重要的一项抢救措施。

②全麻诱导后，患者将在 1～2min 内快速丧失意识，全身肌肉松弛，彻底失去防御能力，可能迅速发生身体某个部位的坠落。护士应在全麻诱导前，完成患者的四肢固定，做到完全制动，并且根据不同的手术方式采取相应的体位，要达到既能保证术野暴露明显，又能使患者舒适，同时还要保证全麻过程中患者肢体、神经不会受到挤压，呼吸及循环功能顺畅。

4.全麻苏醒期的护理

①苏醒期的观察和护理直接影响患者的安危和术后恢复，所以复苏期的护理是一个十分重要的环节。手术完毕，及时停止吸入性麻醉药和静脉麻醉药，将患者的手术体位恢复为麻醉开始前的仰卧位，头偏向于一侧以利于分泌物的排出，并及时进行吸痰处理。体位恢复过程中动作应轻柔，固定好各种管道，防止脱出。如有气管导管的患者，护士在拔管前准备好吸引器和吸痰管，便于麻醉医师洗尽咽部及套囊上方气管内分泌物，以防拔管时发生窒息和吸入性肺炎。拔管后，在意识未恢复前护士应守在床边。

②评估患者麻醉恢复情况，达到以下标准可转回病房：神志清醒，有定向力，能正确回答问题；呼吸平稳，能深呼吸和咳嗽，动脉血氧饱和度 $SaO_2 >$ 95%；血压及脉搏平稳 30min 以上，心电图无严重心律失常和 ST-T 波改变。也可采用麻醉恢复评分法评定患者麻醉恢复状况。总分 7 分以上者可离开恢复室，7 分以下者则继续观察。

（六）护理评价

①患者是否保持呼吸道通畅，是否可防止呼吸困难、窒息发生。
②患者是否能摄入充足的液体，体液恢复平衡。
③患者是否主诉疼痛减轻，舒适感增强。
④患者是否体温维持正常；是否避免患者意外损伤的发生。

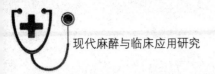

第二节　麻醉恢复室术后复苏护理

一、头颈部手术后复苏护理

（一）耳鼻咽喉及口腔颌面手术后复苏护理要点

1.耳鼻咽喉及口腔颌面手术后复苏护理观察要点

做好进入PACU评估，观察患者生命体征、意识状态、体位、皮肤黏膜情况；评估患者坠床风险、意外拔管风险、压疮风险、疼痛等。一般观察内容有以下几方面。

①应观察患者神志是否逐渐清醒，对呼其姓名有无反应、有无自主呻吟。注意其意识反应，有无与人交流的愿望或指出疼痛感觉的意愿。

②呼吸变化，是否依赖辅助呼吸，自主呼吸恢复情况如何，有无呼吸道梗阻现象及缺氧的表现。在观察呼吸的同时给予低流量吸氧。

③肌肉张力，注意观察有无自主的四肢关节屈曲、伸开等活动。有无在指令下四肢运动能力。

④肤色，正常应为红润，如肤色发绀、苍白除考虑术中失血循环不良外，应考虑呼吸功能异常。

⑤循环系统，应注意低血压，血容量因术中失血、失液而不足者仍须补充。

⑥苏醒期躁动，是指麻醉苏醒过程中出现的短暂意识障碍、定向力障碍和知觉改变。苏醒期躁动典型的临床表现为激动不安、意识模糊和不能识别周围环境，患者踢打，头后仰，无法被安抚，与医护人员无眼神交流，症状严重的患者还会拔输液管、尿管，甚至关键的治疗设备。

对于这种患者要做好约束，加强安全措施，对可能发生的躁动原因进行分析，对症处理。

2.准确判断气管插管拔除时机

口腔、颌面及颈部手术后，可因肌肉松弛、舌后坠、咽或颈部肿胀、渗出或出血、血肿压迫致上呼吸道急性梗阻。而且，此类手术术后固定及包扎有特殊要求。头颈部包扎固定，有时采用特殊固定措施，如颌间或颧间固定，口腔内护板或特殊头颈位等；面颈部则常用敷料包扎，或因髋关节皮瓣，或两颧弓弹性固定，或两颌间钢丝固定，或缺牙，传统的方法是于术终在舌深部缝一根丝线，必要时牵拉以保持气道通畅；鼻出血患者术毕鼻腔常被填塞，经鼻腔通气受阻，因此必须保证经口呼吸通畅。此类患者一旦发生气道梗阻，很难处理。对于此类患者，应要求麻醉尽早苏醒，在完全清醒后再拔管，使患者能自行清理呼吸道分泌物。在全身麻醉苏醒期，要力求平稳，确保患者无恶心、呕吐或躁动，否则可使伤口感染、口腔内缝合处撕裂、带蒂皮瓣或皮管撕坏，其他植入的人工代用品可被破坏等。鼻出血患者应彻底吸尽血液和分泌物，取出咽部纱条，用喉镜检查口咽部无血凝块和组织碎片，待患者完全清醒，咽部反射恢复后拔管，拔管时仍应防止血液入胃引起呕吐、反流、误吸。

因此，确定气管导管拔除的时机很重要，条件如以下几点。

①完全清醒，能明确、正确回答问话（示意）。

②在无额外刺激情况的安静状态下测量通气量达最满意程度，而且呼吸频率至少为10次/分（小儿20次/分）。

③喉反射完全恢复，有正常的咽反射；肌张力恢复良好，无明显舌后坠。

④拔管后患者清醒，能取半坐位。拔管时除麻醉医师外，应有外科医师在场，密切合作，随时准备抢救，做气管切开等。总之，该类患者苏醒标准应较一般全身麻醉苏醒标准更为严格。

3.备好急救器械

气管导管拔除后还可因咽喉或颈部肿胀、出血而阻塞呼吸道，故床旁必须备有撤除固定物的器械，以及气管切开和人工呼吸等急救器械。为减轻咽喉部肿胀，可使用地塞米松或氢化可的松进行治疗。

4.预防喉头水肿

喉头水肿一般在24h内发生，症状出现早者发展迅速，症状严重，常需紧急气管切开；而出现晚者症状较轻，发展缓慢，非手术治疗常可奏效。有些口腔、颌面严重广泛的创伤者，术后组织肿胀持续3d以上才缓解，在此期间均可能发生气道梗阻意外，要提高警惕。小儿气管内插管后喉水肿的预防主要在于管径的选

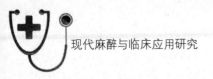

择及规范的术中管理，术后应常规行含有肾上腺皮质激素及抗生素的雾化液进行雾化吸入治疗。

5.苏醒延迟和躁动

手术创伤大或全身情况不稳定的患者发生苏醒延迟，应送入ICU。当患者出现躁动时，可引起口腔内出血、黏膜缝线撕开、护板等覆盖物、填充物或固定物破裂等，更应密切观察和监测生命体征变化。

6.镇静、镇痛和镇吐

术后由于麻醉药物效果消失，手术切口的疼痛是必然现象，剧烈的疼痛不仅给患者带来难以忍受的痛苦，而且可导致其他生理功能的紊乱。而良好的术后镇痛可以减少创伤应激反应对免疫功能的抑制，对术后感染和肿瘤扩散均有积极预防作用。术后因疼痛引起的躁动可适当使用镇痛药镇痛；小量咪达唑仑、异丙酚既有助于对导管的耐受，又有很好的镇吐作用。盐酸托烷司琼（赛格恩）和甲氧氯普胺（胃复安）亦有良好的镇吐作用。需注意的是，在术中及术后，要及时清除咽腔的分泌物及血液。

7.需要加强术后监护项目

中枢神经系统功能监测：对伴颅脑挫裂伤的颌面部复合伤应注意颅内压的监测。特别注意瞳孔大小、有无对光反射、各项反射的恢复情况及意识状况的改变。

呼吸监测：对行耳鼻咽部手术患者，由于其生理呼吸方式变为经口呼吸，应注意存在肺部感染的可能；对喉部手术应防止术后喉阻塞的发生；气管镜检查取异物术，应严密观察有无喉水肿，术后在给予必要药物治疗的同时，重点观察呼吸困难的征象。除监测患者呼吸节律、频率和幅度及呼吸状况外，肺部听诊也是十分必要的。辅助呼吸者可根据呼吸机显示的潮气量、气道阻力等指标的监测综合评价呼吸功能。另外，通过动脉血气分析，各项指标的检查结果，也可客观地评价肺功能。

耳鼻咽喉及口腔颌面手术在PACU复苏患者中占35%～40%，尤其是耳鼻咽喉手术，手术小、时间短，但患者年龄分布区间大，手术种类多，小儿手术如气道异物取出术、扁桃体腺样体刮除术、双耳置管术、电子耳蜗植入术；成年人手术如喉镜下喉新生物切除术、鼻内镜术、腭咽成形术、全喉切除术、乳突根治术等；小儿容易出现苏醒期躁动，提高了麻醉苏醒期管理的风险；在中老年人中多合并有高血压病、糖尿病、心脏病、支气管炎等慢性疾病，手术操作有可能会诱发此类疾病。因此，在PACU，除了应重视麻醉的苏醒和手术后的监护外，还要准确掌握病史，加强对慢性疾病的管理。

（二）甲状腺手术后复苏及护理

1.气管插管拔除

待患者完全清醒，咽喉保护性反射已恢复后，方可考虑拔除气管导管。由于出血、炎症、手术等因素，拔除气管导管后，患者可突然发生急性呼吸道梗阻。为预防此严重并发症，必须等患者完全清醒后，首先将气管导管退至声门下，并仔细观察患者呼吸道是否通畅，呼吸是否平稳，如果情况良好，则可考虑完全拔除气管导管，并继续观察是否出现呼吸道梗阻。如果一旦出现呼吸道梗阻，则应立即再施行气管插管术，以保证呼吸道通畅。

2.呼吸困难和窒息预防与处理

造成呼吸困难和窒息的原因主要有：①内出血或敷料包扎过紧而压迫气管。②喉头水肿，可能是手术创伤或气管插管引起。③气管塌陷，由于气管壁长期受肿大甲状腺压迫而发生软化，切除大部分甲状腺后，软化的气管壁失去支撑所致。④喉痉挛、呼吸道分泌物等。⑤双侧喉返神经损伤。临床表现为进行性呼吸困难，发绀，甚至窒息。

对疑有气管壁软化的患者，手术结束后一定待患者完全清醒，先将气管导管退至声门下，观察数分钟，如果没有出现呼吸道梗阻，方可拔出气管导管。如果双侧喉返神经损伤所致呼吸道梗阻，则应行紧急气管切开术。此外，在手术间或病房均应备有紧急气管插管或气管切开的急救器械，一旦发生呼吸道梗阻，甚至窒息，可以及时采取措施以确保呼吸道通畅。

3.喉返神经或喉上神经损伤的观察与处理

手术操作可因切断、缝扎、牵拉或钳夹喉返神经后造成永久性或暂时性损伤。若损伤前支则该侧声带外展，若损伤后支则声带内收，如两侧喉返神经主干被损伤，则可出现呼吸困难，甚至窒息，需立即行气管造口以解除呼吸道梗阻。如为暂时性喉返神经损伤，经理疗及维生素等治疗后，一般3~6个月可逐渐恢复。喉上神经内支损伤使喉部黏膜感觉丧失而易发生呛咳，而外支损伤则使环甲肌瘫痪而使声调降低，同样经理疗或神经营养药物治疗后可自行恢复。

4.手足抽搐的监测与处理

因手术操作误伤甲状旁腺或使其血液供给受累所致血钙浓度下降至2.0mmoL/L以下，导致神经肌肉的应激性增高而在术中或术后发生手足抽搐，严重者可发生喉和膈肌痉挛，引起窒息，甚至死亡。发生手足抽搐后，应立即静脉注射10%葡萄糖酸钙10~20mL，严重者需行异体甲状旁腺移植。

5.甲状腺危象

甲状腺危象是甲状腺功能亢进症术后的严重并发症之一，可危及患者生命体征，病死率高达20%~50%，临床表现为术后12~36h患者出现高热>39℃、脉快而弱>120次/min、大汗、烦躁不安、谵妄，甚至昏迷。若处理不及时或不当，患者常迅速死亡。虽然在PACU，甲状腺危象鲜有发生，但因为此并发症可直接危及患者的生命，作为PACU的护理人员，对于甲状腺危象的急救配合及护理应有所了解。对发生甲状腺危象者，护士应遵医嘱及时落实各项抢救治疗和护理措施。

碘剂：将10%碘化钠5~10mL加入10%葡萄糖500mL中静脉滴注，以降低循环血液中甲状腺素水平或抑制外周T_1转化为T_3。

氢化可的松：可用琥珀酰氢化可的松静脉给药，首剂300mg，以后每8h1次，每次100mg，病情好转后逐渐减少剂量，直至停药。

肾上腺素能阻滞药：利舍平1~2mg，肌内注射；或普萘洛尔5mg加入葡萄糖溶液100mL中静脉滴注，以降低周围组织对儿茶酚胺的反应。

镇静药：常用苯巴比妥钠100mg，或冬眠合剂Ⅱ号半量肌内注射，每6~8h1次。

降温：使用物理降温、药物降温和冬眠治疗等综合措施，使患者体温尽量维持在37℃左右。

输液：静脉输入大量葡萄糖溶液。

给氧：给予氧气吸入，减轻组织缺氧。

心力衰竭者，加用洋地黄制剂。

PACU护理人员除给予患者常规的护理外，还应注意用药安全。在使用以上这些药物时，PACU护理人员要保证静脉输液通道畅通，还应注意静脉输注复方碘溶液时，应使用黑纸将输液瓶、输液管全部包上，避免光照，同时注意过敏反应，根据病情及时调整滴速，注意不要使液体渗出血管外，以免造成组织损伤。因碘溶液对血管刺激性大，温度过高或滴速过快都会引起静脉炎，故需密切观察并预防静脉炎的发生。年纪大有心脏病的患者应注意输液速度不要太快，避免加重心脏负担，必要时给予吸氧以减轻组织缺氧。

6.颈部护理

观察伤口敷料、负压引流量，测量颈围是发现皮下血肿的重要方法。术后进入PACU即予测量颈围，通过与入室时的基础颈围相比，可动态观察皮下出血量。观察术后出血症状，观察伤口敷料及负压引流情况，早期发现出血，避免患者拔管后出现血肿压迫导致呼吸困难。

7.眼部护理

甲状腺功能亢进症患者可合并突眼。在麻醉及麻醉恢复期，对患者的眼保护非常重要，给予生理盐水纱布湿敷，或眼药膏涂眼。在患者清醒之前及时清洁干净，以减少患者的心理不适感。

8.心理护理

甲状腺疾病以女性多发，心悸、情绪不稳定症状较多见，有些患者对外科手术存有较大顾虑或恐惧心理。当患者在PACU清醒过来，发现周边环境对自己不熟悉时，心情紧张，易发生躁动，加重生命体征的不稳定，可能导致术后并发症发生率增加。在PACU，患者清醒后，轻声告知其所处场所，并给予安慰，缓解患者的紧张与不适。

在PACU，患者可能出现明显的兴奋期，表现为躁动、幻觉等症状。甲状腺功能亢进症患者在PACU出现的躁动、幻觉症状与甲状腺危象症状不易鉴别，应有专人守护，做好防护，防止患者拔出引流管，也应防止坠床的发生。

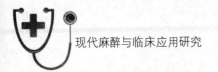

二、胸部手术后复苏护理

（一）护理评估和观察要点

①一般情况：评估患者的年龄、性别、体重、术前疾病、诊断、手术名称、手术并发症、麻醉方法、麻醉药、肺功能。

②评估患者意识状况，生命体征，动脉血气结果，给氧方式。

③评估术中出血、补液、输血情况。

④观察患者意识是否清醒、有无自主呼吸、胸廓起伏、呼吸频率。

⑤观察伤口敷料是否干燥，胸腔闭式引流是否通畅及固定情况，观察引流物颜色、性质、量。

⑥评估术中镇痛是否充足。

⑦特殊病情，特殊用药。

（二）护理措施

1.常规护理

常规护理：执行PACU患者一般护理常规。

2.机械通气的护理

①根据患者体重、血气分析结果设置好呼吸机参数和报警值；密切观察患者生命体征的变化，观察有无自主呼吸，及时调整呼吸机参数；观察呼吸机有无报警，分析报警原因，并采取相对应措施。

②妥善固定好双腔支气管导管，防止滑脱、打折，对于不能短时间内拔管的患者应考虑将双腔管换为单腔管。

③做好气囊管理，掌握好气囊的充气量，双腔支气管导管在不需要肺隔离后，应将小套囊放气。放气前要充分吸除口鼻腔内分泌物，以免流入肺内继发感染。

④达到拔管指征时，遵医嘱拔管，拔管前充分吸除呼吸道及口鼻腔内分泌物，然后放掉气囊中的气体。吸痰时先把呼吸机调为吸痰模式，防止吸痰过程中缺氧，并密切观察生命体征和患者面色。拔管后注意观察SpO_2的变化，并选择鼻导管给氧还是面罩给氧，并做好再次插管的准备。

3.病情观察

术后常规监测血压、脉搏、心率、呼吸、SpO_2等生命体征，呼吸系统与循环系统是肺部手术后复苏护理的重点。

观察呼吸系统：PACU呼吸问题的处理目标是避免缺氧与减少手术后呼吸系统并发症，如果患者自身能够保持气道通畅（保护性反射恢复，注意食管手术潜在吞咽、咳嗽反射恢复延迟）、神经肌肉接头功能恢复（确认无肌松药物残余作用）、麻醉药对呼吸的抑制作用消退，在充分膨肺之后可以考虑拔除气管导管。但在此处理过程当中，应避免缺氧，所以在吸痰、拔管过程中要始终供氧。对于胸内手术患者可用潮气量、胸廓起伏、呼吸频率及手握力等来判断潮气量恢复是否足够，没有必要在患者手术恢复早期最需要充分氧供的时候用脱氧自主呼吸观察氧饱和度是否能够维持的方法来判断。

PACU要求气管导管拔除前需谨慎评估：①确保拔管后能够保证呼吸道通畅；准备加压面罩和口鼻咽通气道，必要时喉罩；在拔管前应在一定麻醉深度下清除呼吸道分泌物，包括气管、支气管和口腔，必要时进行气管镜检查；双腔支气管导管在不需要肺隔离后，应将小套囊放气，再次清理呼吸道。②确保拔管后能够保证足够的通气与氧合，带管自主呼吸如下：自主呼吸恢复平稳，呼吸频率小于25次/分，潮气量大于8mL/kg（可借助呼吸机采用CPAP通气模式，将压力参数设置为0，通过监测数值来判断）；尚未拮抗肌松药，如TOF在0.75～0.9，可拮抗一次，使TOF大于0.9；气体交换达标：FiO_2 40%，血气分析$PaCO_2$小于45mmHg（既往有COPD者小于50mmHg），PaO_2为80～100mmHg，SpO_2为99%～100%。③拔管前吸氧，适当膨肺，拔管后面罩吸氧，如果患者已清醒，可鼓励其深吸气、咳嗽交替进行后面罩吸氧。④循环系统拔管前要求血流动力学稳定，无明显活动性出血，胸腔引流量应小于100mL/h，PACU患者的拔管时机是选择清醒后还是麻醉状态中拔管，因人而异，首先要充分考虑开放气道的难易程度，其次要考虑的是患者的心脏能否承受气管导管刺激所致的应激反应。

拔管后要注意观察是否潜在气道并发症。对气管塌陷或出现严重的皮下气肿、纵隔气肿，可能需要再次气管插管，故在拔管前应常规准备气管插管器具，对于存在困难气道的患者，拔管应慎重，必要时在导管内留置交换导管并准备相应的可视喉镜等设备。对于气管或支气管重建患者，特殊的体位造成再次插管困难，应保留气管导管直至患者自主呼吸恢复并能够良好配合。

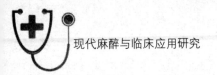

观察循环系统：PACU中可以通过监测心电图、血压、中心静脉压及观察患者的末梢循环等来判断患者的循环功能。胸腔引流液的量、色均是观察的重点。拔管前后的吸痰过程中要注意既要吸净分泌物，又要防止患者剧烈咳嗽造成血管结扎线脱落。如果突然血压下降，首先要排除出血。如果出现大出血，及时开胸止血能够挽救患者的生命，一旦被拖延，则有可能失去抢救最佳时机。血压是反映循环功能的综合指标，血压降低一定要查明原因，切忌仅用升压药治标。对于全肺切除术后的患者，在搬动和改变体位时，要注意操作轻柔，避免纵隔摆动对生命体征的干扰。

4.胸腔闭式引流的护理

胸腔闭式引流是胸部创伤常用的护理技术，用于血胸、气胸、脓胸、胸腔手术等，以达到排液、排气，调整胸腔内负压，维持纵隔的正常位置，促使肺复张、防止感染等。

①妥善固定引流瓶，防止脱出。

②引流瓶的位置应低于胸腔水平面60～100cm。

③保持引流系统密闭，搬动或更换引流瓶时，应双重夹闭引流管，防止空气进入。

④维持引流管通畅，定时挤压胸腔引流管，防止阻塞、扭曲和受压。密切观察长玻璃管中水柱随呼吸上下波动情况，在一般情况下，水柱上下波动范围为4～6cm。若水柱波动过大，提示可能存在肺不张；若无波动，提示引流管不通畅或肺已完全扩张。观察引流液的量、性质及颜色，当引流出大量血液时，应考虑有活动性出血，须立即通知医师。

5.维持液体平衡

严格掌握输液的量和速度，防止前负荷过重而导致肺水肿。全肺切除术后应控制钠盐摄入量，24h补液量宜控制在1500～2000mL，速度控制在20～40滴/min。准确记录24h出入水量，维持体液平衡。

6.疼痛

疼痛是胸部手术后复苏护理的重点，胸部手术多因伤口大而感到剧烈疼痛，而有效缓解疼痛不仅可改善患者的呼吸功能，增加通气量，还有利于咳嗽、排痰，减少术后并发症。患者刚入PACU时，可评估术中镇痛是否充足，如果术中已充分镇痛，待患者清醒后仍主诉疼痛，可帮患者转移注意力，如放一些轻缓的音乐，如果还不能缓解疼痛，可让患者自己对疼痛评分，如果超过4分，汇报医师酌情给镇痛药；如术中未给镇痛或镇痛不充足，立即汇报医师给予充分镇痛，防止清醒时因疼痛而引起躁动，避免意外拔管和胸瓶脱落。另外，给患者营造一个安静、干净的环境也很重要，保持被褥干净、整洁，光线适宜，没有噪声等。

7.低体温的护理

术中由于环境、麻醉、手术、输液输血等多种原因容易造成患者体温过低，严重者会有寒战。低体温会影响机体代谢、延长术后恢复时间、增加心血管并发症等多种危害。患者到PACU后可采用周身覆盖吹热风式加温及液体加温输入的方式来提高患者体温，以避免寒战的发生；如有寒战，遵医嘱应用适量曲马多，多能得到缓解。

8.心理护理

当患者从麻醉状态中转为清醒状态时，首先会关注自身的手术情况，而处于一个陌生的环境中，使得紧张焦虑的情绪加重，更易发生躁动，同时也增加了术后并发症的发生。因此，患者清醒后，向患者自我介绍，告知自己责任护士的身份，对患者所处地点、时间、PACU的功能简单说明，以取得患者的信任。通过礼貌、诚恳、自然的交谈，帮助患者正确认识和对待自身疾病，减轻和消除消极情绪。

胸部手术因其创伤大，对患者循环和呼吸系统功能干扰大，术后恢复期间需要PACU护理人员密切观察呼吸、循环系统，做好充分的镇痛。另外，胸部手术的患者大多是带双腔支气管导管入PACU，要熟练掌握双腔支气管导管的拔管指征，做好胸腔闭式引流的护理，帮助患者安全、平稳地从麻醉状态中恢复到正常生理状态。

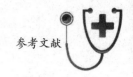

参考文献

[1] 王新满.现代麻醉与围手术期监测技术[M].北京：中国纺织出版社，2023.04.

[2] 赫赤.现代麻醉方法与麻醉要点[M].北京：中国纺织出版社，2023.04.

[3] 张义伟，鞠吉峰，孔庆玲.现代麻醉学的临床应用[M].武汉：湖北科学技术出版社，2023.02.

[4] 黄龙.现代临床麻醉学精要[M].天津：天津科学技术出版社，2023.08.

[5] 高丽，袁炳林，赵越.现代手术麻醉与治疗方法[M].北京：中国纺织出版社，2023.09.

[6] 武广想.临床麻醉基础与麻醉要点[M].延吉：延边大学出版社，2023.11.

[7] 姚莺，彭芳昕，李风敏.生殖医学与现代麻醉临床应用[M].西安：陕西科学技术出版社，2022.06.

[8] 陈奇，王冬，王绚.现代临床麻醉学[M].上海：上海科学技术文献出版社，2022.08.

[9] 贾庆山，马桂芬，高建国.现代麻醉技术与疼痛治疗[M].哈尔滨：黑龙江科学技术出版社，2022.06.

[10] 徐少群，王帅，刘直星.现代临床麻醉技术与疼痛治疗[M].北京：中国纺织出版社，2022.05.

[11] 魏洪伟，张明阳，郭玲.临床麻醉与并发症处理[M].哈尔滨：黑龙江科学技术出版社，2022.06.

[12] 赫赤，宗晓菲，王昭安.现代麻醉与临床实践[M].北京：中国纺织出版社，2021.05.

[13] 王铭，柳钧，梁欣.现代麻醉技术应用[M].赤峰：内蒙古科学技术出版社，2021.12.

[14] 张抗抗.现代麻醉基础与临床实践[M].昆明：云南科技出版社，2021.08.

[15] 张飞蛾.现代疼痛治疗与麻醉新进展[M].开封：河南大学出版社，2021.11.

[16] 林若萍.现代麻醉与临床应用[M].赤峰：内蒙古科学技术出版社，2020.10.

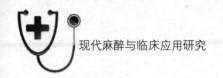
[17] 宋光明，张楠，刘宏武，等.现代麻醉基础与临床[M].青岛：中国海洋大学出版社，2020.05.

[18] 何绮月，方郁岚.现代麻醉护理实践新思维[M].长春：吉林科学技术出版社，2020.07.

[19] 种朋贵.现代临床麻醉学[M].昆明：云南科技出版社，2020.01.

[20] 吕海.现代临床麻醉与疼痛治疗学[M].天津：天津科学技术出版社，2020.03.

[21] 邓小明，姚尚龙，于布为，等.现代麻醉学[M].北京：人民卫生出版社，2020.12.

[22] 马友田.现代麻醉技术与临床应用[M].长春：吉林科学技术出版社，2020.04.

[23] 郑升法.现代临床麻醉技术[M].北京：科学技术文献出版社，2020.08.

[24] 宋际明.现代临床麻醉新进展[M].南昌：江西科学技术出版社，2020.11.

[25] 车磊.现代临床麻醉学精要[M].长春：吉林科学技术出版社，2020.04.

[26] 孙立尧.现代医学麻醉与疼痛治疗精要[M].福州：福建科学技术出版社，2020.09.

[27] 魏福生，秦树国，原志军，等.现代医学手术麻醉与临床实践[M].北京：科学技术文献出版社，2020.05.

[28] 时鹏飞.新编麻醉临床指南[M].昆明：云南科技出版社，2020.09.

[29] 陈齐，崔彦虎，费寿军，等.实用临床麻醉新技术[M].开封：河南大学出版社，2020.05.

[30] 徐强.现代麻醉临床与应用[M].长春：吉林科学技术出版社，2019.10.

[31] 付会莉.现代麻醉要点及围手术期处理[M].长春：吉林科学技术出版社，2019.03.

[32] 闫庆福.现代麻醉技术与疼痛治疗实践[M].南昌：江西科学技术出版社，2019.10.

[33] 马伟斌.现代临床麻醉与疼痛[M].昆明：云南科技出版社，2019.07.

[34] 黎嘉雅，易星，屈岩松.现代疼痛治疗学与临床麻醉技术[M].开封：河南大学出版社，2019.11.

[35] 柳永健.现代临床麻醉技术与疼痛治疗学[M].长春：吉林科学技术出版社，2019.03.